**Klinisch-ambulantes
Operieren von Kindern
aus anästhesiologischer
Sicht**

Schriftenreihe

Band 51

INA

Intensivmedizin
Notfallmedizin
Anästhesiologie

Herausgeber:
Peter Lawin, Volker von Loewenich,
Hans-Peter Schuster, Horst Stoeckel
und Volker Zumtobel

Georg Thieme Verlag Stuttgart · New York

Klinisch-ambulantes Operieren von Kindern aus anästhesiologischer Sicht

Herausgegeben von Wolfgang Büttner

23 Abbildungen, 20 Tabellen

1985
Georg Thieme Verlag Stuttgart · New York

CIP-Kurztitelaufnahme der Deutschen Bibliothek

Klinisch-ambulantes Operieren von Kindern aus
anästhesiologischer Sicht / hersg. von Wolfgang Büttner. – Stuttgart ; New York : Thieme, 1985
(Schriftenreihe Intensivmedizin, Notfallmedizin,
Anästhesiologie ; Bd. 51)

NE: Büttner, Wolfgang [Hrsg.]; GT

Wichtiger Hinweis:
Medizin als Wissenschaft ist ständig im Fluß. Forschung und klinische Erfahrung erweitern unsere
Kenntnisse, insbesondere was Behandlung und medikamentöse Therapie anbelangt. Soweit in diesem
Werk eine Dosierung oder eine Applikation erwähnt wird, darf der Leser zwar darauf vertrauen, daß
Autoren, Herausgeber und Verlag größte Mühe darauf verwandt haben, daß diese Angabe genau dem
Wissensstand bei Fertigstellung des Werkes entspricht. Dennoch ist jeder Benutzer aufgefordert, die
Beipackzettel der verwendeten Präparate zu prüfen, um in eigener Verantwortung festzustellen, ob
die dort gegebene Empfehlung für Dosierungen oder die Beachtung von Kontraindikationen gegen-
über der Angabe in diesem Buch abweicht. Das gilt besonders bei selten verwendeten oder neu auf
den Markt gebrachten Präparaten und bei denjenigen, die vom Bundesgesundheitsamt (BGA) in ihrer
Anwendbarkeit eingeschränkt worden sind.

© 1985 Georg Thieme Verlag, Rüdigerstraße 14, D-7000 Stuttgart 30
Printed in Germany – Druck: J. Illig, Göppingen

ISBN 3-13-672801-7

ISSN 0342-4448   1 2 3 4 5 6

Anschriften

Abshoff, Jürgen, Dipl. Volksw.
Geschäftsführer in der DKG
Tersteegenstraße 9, 4000 Düsseldorf 30

Breitkopf, Lothar, Dipl.-Psych. Dr. phil.
Lehrstuhl Medizinische Psychologie, Ruhr-Universität Bochum
4630 Bochum

Büttner, Wolfgang, Dr. med.
Institut für Anästhesiologie, Marienhospital Herne, Ruhr-Universität Bochum
Hölkeskampring 40, 4690 Herne 1

Herberhold, Dietmar
Institut für Anästhesiologie, Marienhospital Herne, Ruhr-Universität Bochum
Hölkeskampring 40, 4690 Herne 1

Reinhold, Paul, Dr. med.
Klinik für Anästhesiologie und operative Intensivmedizin der
Westfälischen Wilhelms-Universität
Albert-Schweitzer-Straße 33, 4400 Münster

Weigand, Heribert, Dr. med.
Anästhesie-Abteilung des Dreifaltigkeitskrankenhauses
Aachener Straße 445, 5000 Köln 41

Zander, Joseph, Dr. med.
Klinik für Anästhesiologie und operative Intensivmedizin der
Westfälischen Wilhelms-Universität
Albert-Schweitzer-Straße 33, 4400 Münster

Vorwort

Drei Gründe haben in den letzten Jahren dazu geführt, daß operative Eingriffe bei Kindern zunehmend klinisch ambulant durchgeführt werden:

1. wird angenommen, daß ambulantes Operieren die psychische Belastung der Kinder reduziert;
2. kann das Risiko der nosokomialen Infektion verringert werden;
3. können die Kosten für den einzelnen Eingriff gesenkt werden.

Als Ergebnis sind die kinderchirurgischen Abteilungen einem zunehmenden Druck von seiten der Eltern und gelegentlich auch von seiten der einweisenden Kinderärzte ausgesetzt, dem sie sich nicht leicht entziehen können. Es besteht dabei die Gefahr, daß dem einzelnen betroffenen Kind Schaden zugefügt werden kann, wenn kritiklos den elterlichen Wünschen nachgegeben wird.

Da wir Anästhesisten gerade bei Kindern im erheblichen Maße daran beteiligt sind, daß die psychische Belastung, das Infektrisiko und die Gesamtkosten gesenkt werden, müssen wir unser Handeln auf sachliche Begründungen und Effektivität überprüfen. Damit können wir den kinderchirurgischen Kollegen in ihrem Bemühen helfen, nur dann Kinder klinisch ambulant zu operieren, wenn wenigstens eins der drei oben angeführten Ziele erreicht wird, ohne daß auf anderer Ebene ein neuer Schaden entsteht. Diesem Ziel diente das Symposium am 31.4./1.5.1984 in Herne: Klinisch ambulantes Operieren von Kindern aus anästhesiologischer Sicht.

Den unmittelbar prä- und postoperativen Abläufen gebührt unsere besondere Aufmerksamkeit, weil sich Patientenauswahl, personelle und räumliche Voraussetzungen, organisatorische Abläufe sowie Art der Prämedikation und Narkoseführung gegenseitig bedingen und dabei gleichzeitig die entscheidende Rolle bei der möglichen Reduktion der emotionalen Belastung für die Kinder spielen. Es sei hier daran erinnert, daß in den deutschen kinderchirurgischen Abteilungen in den meisten Fällen der Ablauf des ambulanten Operierens nicht strikt von dem der stationär Versorgten getrennt werden kann, so daß in der Regel der Unterschied zur stationären Versorgung nur darin besteht, daß die Kinder keine Nacht im Krankenhaus verbringen. Es sind nun zwei verschiedene Dinge, ob wir uns bemühen, trotz dieser meist widrigen Umstände anästhesiologische Verfahrensweisen zu entwickeln, welche die psychischen und physischen Belastungen der Kinder so gering wie möglich halten, oder ob wir versuchen, die strukturelle Situation in räumlicher und personeller Hinsicht zu verbessern. Das erste ist sicher in Grenzen möglich, das zweite ist ein politisches Ziel, dessen Erreichen Jahre in Anspruch nehmen wird.

Es ist nicht zu vermeiden, daß finanzielle Probleme zur Sprache kommen; denn den Krankenhäusern oder den an der kassenärztlichen Versorgung beteiligten Ärzten entstehen Vorhaltekosten für Einrichtung, Unterhaltung und Personal, die durch das geltende Krankenhausfinanzierungsgesetz und das Kassenarztrecht nicht immer voll gedeckt sind.

Inwieweit wir uns daher bei steigenden Operationszahlen das klinisch ambulante Operieren leisten können, ist eine unbeantwortete Frage.

Wolfgang Büttner

Inhaltsverzeichnis

Die klinisch-ambulante Operation aus medizinpsychologischer Sicht

L. Breitkopf

1. Einleitung [1]

Aus medizinpsychologischer Sicht ist jede Operation - also auch
eine "klinisch-ambulante" - eine Phase in der Krankenkarriere
des Patienten (MAYER 1978). Üblicherweise wird die Krankenkarriere in verschiedene Phasen eingeteilt: es ist üblich,
eine Grobeinteilung in Prähospital-, Hospital- und Posthospital-
phase vorzunehmen, wobei je nach Bedarf jede dieser Phasen
noch in verschiedene Feineinteilungen differenziert wird.
Beispielsweise können wir die Hospitalphase noch in Aufnahme,
Vorbereitungsphase, Prämedikationsphase, Narkoseeinleitungs-
phase, Operationsphase, Aufwachphase und Pflegephase untergliedern.
Typische Forschungsgebiete der Medizinischen Psychologie
sind nun die psychologischen Einflüsse, Begleiterscheinungen
und Folgen jeder Phase, des Wechsels von einer Phase zur nächsten
oder auch der gesamten Krankenkarriere. Je nach Allgemeinheit
des Ansatzes ist die medizinpsychologische Sicht der anästhesiologischen Sicht entweder übergeordnet (z.B. wenn es um
das Ergebnis der Gesamtkarriere geht, in der spezifisch anästhesiologische Probleme nur eine Teilphase betreffen) oder beige-
ordnet (z.B. bei MEYERS & MURAVCHIK, 1977, die die Konsequenzen
von Narkoseinduktionstechniken für das Verhalten in der Post-
hospitalphase untersuchen).

Bei der Lektüre der Literatur zur "klinisch-ambulanten" Operation (HÖPPNER & POHLMANN 1974, FRITZ 1975, HELBIG 1976,
HÖPPNER 1976, BOURMER & BERGENTHAL 1977, HOLLMANN & RÖMELT 1978)
drängte sich uns jedoch der Eindruck auf, daß die medizinpsychologische Sicht der anästhesiologischen Sicht auch untergeordnet
sein kann: die dort genannten Kriterien für "ambulantes
Operieren" lassen eine Sequenz von Entscheidungen erkennen,
an deren Ende erst medizinpsychologische Aspekte berücksichtigt
werden können. Die Entscheidungssequenz beginnt mit der Auswahl von Patienten nach ihrer Operationsindikation, dann wird
die elterliche 'Infrastruktur' für die Pflegephase abgeklärt,
d.h. es werden die häuslichen sozialen, personellen, ökonomischen und räumlichen Voraussetzungen der Eltern beurteilt.
Nur bei bestimmten Indikationen und bei Vorliegen der häuslichen Voraussetzungen ist ein Zwischenschritt erreicht, bei
dem sich der Beurteiler im Prinzip zwischen "ambulanter" und
"stationärer" Operation entscheiden kann. Erst jetzt können
logischerweise spezifisch medizinpsychologische Aspekte berücksichtigt werden.

Zum Thema des Symposiums "Klinisch ambulantes Operieren aus
anästhesiologischer Sicht" können wir aus medizinpsychologischer

---

[1] Wir danken Frau Eva Rellecke für die Durchsicht und die kriti-
sche Kommentierung einer früheren Version dieser Arbeit und
Frau Prof. Dr. Gertrud Krüskemper für ihre tatkräftige Unterstützung bei unseren Bemühungen, auch weitverstreute, neuere
internationale Literatur zu berücksichtigen.

Sicht also Über- Neben- und Untergeordnetes beitragen. Die
Fülle der Möglichkeiten, die sich dadurch bietet, zwingt dazu,
eine Auswahl zu treffen.

Bei der Auswahl der Aspekte haben wir folgende Einschränkungen
vorausgesetzt:
- Wir beschränken uns auf die Betrachtung "klinisch-ambulanter
  Operationen" von Kindern und betrachten schwerpunktmäßig
  Kinder im Vorschulalter.
- Wir setzen voraus, daß für "ambulantes Operieren" ohnehin
  nur Indikationen in Frage kommen, die als Alternative einen
  stationären Aufenthalt von höchstens einer Woche Dauer haben.
- Wir setzen voraus, daß über die Notwendigkeit der jeweiligen
  Operation beim jeweiligen Kind definitiv entschieden worden
  ist und daß das Interesse des Kindes und seiner Eltern an
  der körperlichen Unversehrtheit des Kindes im Hinblick auf
  seine physische Gefährdung oder problemlose physische Entwicklung vernachlässigt werden muß.
- Wir beschränken uns auf die medizinpsychologische Analyse
  von "klinisch-ambulanten Operationen" bei "deutschen"
  Kindern, da der hier zur Verfügung stehende Platz nicht ausreichen würde, die psychologischen Probleme, die sich für
  kleine "Türken" ergeben können (Sprachbarriere, Angst vor
  "unreinem" Essen, usw.), auch nur anzureißen.
- Wir ignorieren finanzielle Aspekte und gehen davon aus, daß
  diese in der Bundesrepublik Deutschland - anders als z.B.
  in den USA! - bei der individuumbezogenen Entscheidung
  zwischen einer "ambulanten" und einer "stationären" Operation
  wegen der hiesigen   Versicherungsverhältnisse unberück-
  sichtigt bleiben können.

Das Kriterium für die Auswahl wichtiger medizinpsychologischer
Aspekte ist subjektiv. In informellen Gesprächen mit Anästhesisten, Kinderchirurgen, Pädiatern und vor allem auch in
Gesprächen mit Krankenschwestern zeigte sich unserer Meinung
nach, daß es immer wieder die gleichen medizinpsychologischen
Argumente sind, die die Diskussion bestimmen:
- es gilt, eine "psychische Traumatisierung des Kindes" (was
  immer das sei) zu verhindern,
- die im Krankenhaus Tätigen seien gar keine "Monster", sondern
  täten ihr Bestes,
- auf den Stationen würden die Mütter "häufig" (was immer dies
  bedeuten mag) größere "Probleme machen" als die Kinder, und
- "ambulante Operationen" seien "möglicherweise ja wirklich"
  weniger schädlich für das Kind.
Unser subjektiver Eindruck, die o.a. Argumente seien wichtig,
führte zum Entschluß, auf sie einzugehen.

Wir haben uns vorgestellt, daß ein im Krankenhaus tätiger
Anästhesist und ein niedergelassener Pädiater ein Streitgespräch über die Vor- und Nachteile der "ambulanten Operation"
führen und dabei auf medizinpsychologische Argumente zurück-
greifen. Wir selbst wohnen dem Streitgespräch als stiller
Beobachter bei und kommentieren die häufigsten Argumente,
Kontroversen und Mißverständnisse.

2. Zur Definition von "klinisch ambulanter Operation"

Eine Quelle vieler Mißverständnisse in Diskussionen sind
unklare Definitionen. Nach Durchsicht der einschlägigen Literatur zeigt sich, daß der Terminus "klinisch ambulante Operation"
unscharf definiert ist: Nicht gemeint ist mit diesem Terminus
eine Operation durch einen niedergelassenen Arzt in den eigenen
Praxisräumen unter klinisch-hygienischen Bedingungen (diese
Definition entspräche in etwa dem Sprachgebrauch in der Um-
gangssprache), sondern gemeint ist eine Operation in den Räumen
eines Krankenhauses durch dort tätige Ärzte (HÖPPNER & POHLMANN
1974, FRITZ 1975, HELBIG 1976, HÖPPNER 1976, BOURMER &
BERGENTHAL 1977, HOLLMANN & RÖMELT 1978), wobei die übliche
Hospitalphase der Krankenkarriere des Patienten in irgendeiner
Form abgekürzt wird: Irgendwann (aber 'kurzfristig') vor der
Operation wird der Patient aufgenommen und irgendwann (aber
'kurzfristig') nach Beendigung der Aufwachphase wird er wieder
entlassen. Das 'Ambulante' an der "ambulanten Operation" scheint
in erster Linie die postoperative Versorgung und Pflege außerhalb des Krankenhauses zu sein.

Sowohl das Adjektiv 'ambulant' wie das Substantiv 'Operation'
des Begriffs der "ambulanten Operation" sind aber mit einschrän-
kenden Hinweisen verknüpft. Für ambulante 'Operationen' führen
HOLLMANN & RÖMELT (1978) explizit einige ausgewählte Indikationen auf, nennen aber keine Kriterien für die Auswahl dieser
Indikationen. Für die 'ambulante' Pflege wird als einschränkende
Forderung formuliert, daß z.B. die Bezugsperson (= die Mutter)
genügend Zeit haben soll, mit den Pflegemaßnahmen vertraut
sein und zu Hause ausreichend Raum zur Verfügung stehen soll
(HÖPPNER & POHLMANN 1974), die Eltern einen "verständigen"
Eindruck machen sollen und es den Eltern möglich sein muß,
das Kind bei Komplikationen jederzeit in die Klinik zurückzu-
bringen (FRITZ 1975); in (bewußt) überspitzter Formulierung:
eine "ambulante Operation" kommt in Frage, wenn die Eltern
Abitur, eine große Wohnung, ein eigenes Auto haben und der Ehe-
mann soviel verdient, daß die Ehefrau nicht arbeiten gehen muß.

Bis hierhin haben wir ausgeführt, daß der Begriff der "ambulanten Operation" nur unscharf den Phasen einer Krankenkarriere
zugeordnet werden kann und zudem mit problematischen bzw. unbe-
gründeten Einschränkungen definiert ist. Das Monitum der un-
scharfen Definition wird bestätigt, wenn wir die in der Regel
nicht explizierten Alternativen betrachten, d.h. die defini-
torischen Abgrenzungen. Die Alternative zur "ambulanten
Operation" ist stets auch eine Operation, wobei lediglich
die Pflegephase in eine Institution lokalisiert wird, die
sich 'Krankenhaus' nennt.

Nun hat aber die Institution 'Krankenhaus', insbesondere die
Kinderstationen, sich in den letzten 15 bis 20 Jahren drastisch
verändert (vgl. EICHHORN 1981, WEINHOLD 1981, HARTMANN 1981,
STEINGRÜBER & PFLUGMACHER 1982, BIERMANN 1978a, RODECK 1978,
PACHE 1978, BIERICH 1982, GOSLIN 1978): Unbegrenzte Besuchszeiten wurden auch für Kassenpatienten ermöglicht, Rooming-in
wurde eingeführt (i.e. allgemeine Bezeichnung für den gleichzeitigen Aufenthalt von Mutter und Kind im selben Zimmer),

Spielzimmer oder Spielecken wurden in den Kinderstationen einge-
richtet, unnötige Bewegungseinschränkungen wurden aufgehoben
usw.. Dabei variiert das Ausmaß der Veränderungen von Krankenhaus zu Krankenhaus und innerhalb eines Krankenhauses von
Station zu Station.

Würden sich in unserem fiktiven Streitgespräch Pädiater und
Anästhesist einigen, die Alternative zur "ambulanten Operation"
sei eine "Operation mit anschließender stationärer Pflegephase",
so hätten sie nichts gewonnen: da die Inhalte von "stationärer
Pflegephase" von Station zu Station, von Krankenhaus zu Krankenhaus variieren und sich zudem in den letzten Jahren verändert
haben, ist die "stationärer Pflegephase" ein nichtssagender
Begriff.

Bestünde die Alternative zur "ambulanten Operation" in einem
sechs- bis achtwöchigen Krankenhausaufenthalt in weißen, kahlen
Räumen mit einer Schwester für 40 Kinder bei strikter Bettruhe
in allen Fällen und zweimaliger, jeweils zweistündiger Besuchszeit pro Woche (diese Bedingungen ähneln den Bedingungen, die
wir weiter unten im Kapitel über das Deprivationssyndrom beschreiben werden), dann wäre aus medizinpsychologischer Sicht
die Entscheidung zwischen stationärem Aufenthalt und "ambulanter
Operation" leicht: unter der Voraussetzung der gesicherten
postoperativen Versorgung wäre die "ambulante Operation" in
jedem Fall vorzuziehen. Dies gilt selbst für Erwachsene.

Die Alternative zur "ambulanten Operation" besteht aber in der
Regel in kurzfristigen stationären Aufenthalten bis zu einer
Woche in einer Institution, die heute vielerorts aus der Sicht
des Kindes Vorteile gegenüber einem Aufenthalt zu Hause haben
kann: Das Kind lernt (z.B. durch 'seine eigene' Schwester)
neue erwachsene Bezugspersonen kennen; es erfährt, daß Schwestern
und vor allem Ärzte nicht nur Schmerzen bereiten, sondern sich
um sein Wohlergehen sorgen; es lernt evtl. neues, interessantes
Spielzeug kennen; ein Einzelkind lernt andere Kinder kennen;
es lernt neues Essen kennen, z.B. Beilagen, die es von zu Hause
nicht kennt, usw. (vgl. STOSS & MENARDI 1980).

Die mangelnde Präzision der Definition von "ambulanter Operation"
und die mangelnde Abgrenzung gegen Alternativen ist dann akzeptabe,
wenn - wie HÖPPNER & POHLMANN (1974) andeuten - die "ambulante
Operation" eine Notmaßnahme ist, die bei begrenzter Aufnahme-
kapazität eingesetzt wird. Die mangelnde Definitionspräzision
ist dann unbefriedigend, wenn pauschal ein potentieller, konstruktiver Nutzen der Krankenhauserfahrung für das Kind und
seine Familie negiert wird, wenn jeder stationäre Aufenthalt
pauschal als zu teuer und zudem schädlich für die psychische
Entwicklung des Kindes dargestellt wird und in diesem Zusammenhang die "ambulante Operation" als unschädlicher und zudem
billigerer Ausweg angepriesen wird.

"Dieser außerordentlich kostensparende Behandlungsfortschritt
schafft für diese Behandlungsfälle das Deprivationssyndrom aus
der Welt." (HOLLMANN & RÖMELT 1978, S. 94). Abgesehen, daß der
eben zitierte "Behandlungsfortschritt" nicht genau definiert
wird, ist die Schlußfolgerung der beiden o.a. Autoren zudem
falsch. Um Letzteres geht es in den nächsten beiden Abschnitten.

3. Das Deprivationssyndrom

3.1. Das Deprivationssyndrom als Folge langfristiger Unterforderung

Zusammenfassende Überblicke zum Deprivationssyndrom finden sich z.B. bei ENKE et al. (1977) und TROSCHKE (1974). Synonyme für 'Deprivationssyndrom' sind 'Psychischer Hospitalismus', 'Verkümmerung', 'Deprivation', 'Psychische Inanition', 'kachektischer Pflegeschaden', 'anaklitische Depression' und 'Affektentzugssyndrom'.

Der erste und bekannteste Autor, der das Deprivationssyndrom beschrieb, war SPITZ (zit. n. ENKE et al. 1977 und TROSCHKE 1974). Er untersuchte hygienisch und ernährungsphysiologisch nach dem Kenntnisstand der Vierziger-Jahre bestens versorgte Heimkinder und verglich diese u.a. mit Kindern gleichen Alters, die wegen des Vorlebens ihrer Mütter in einem Frauengefängnis aufwachsen mußten. SPITZ fand (u.a.), daß bis zu einem Alter von 4 Monaten die Heimkinder in ihrer relativen Entwicklung den 'Gefängniskindern' überlegen waren; für diese und andere Untersuchungen verwendete SPITZ die Kleinkindertests von BÜHLER & HETZER (1932). Bei einer erneuten Messung, bei der die Kinder mittlerweile 7 bis 12 Monate alt waren, fand SPITZ, daß der Entwicklungsquotient der Heimkinder drastisch abgesunken war, die Kinder z.T. nunmehr als debil zu klassifizieren waren. Hingegen hatten sich die 'Gefängniskinder' normal entwickelt. Das Deprivationssyndrom der Heimkinder zeigte sich im motorischen Bereich (Passivität und verzögerte Laufentwicklung), im intellektuellen Bereich (mangelndes Interesse an der Umwelt, Verzögerung der Gedächtnisentwicklung), im sozialen Bereich (Kontaktscheu) und im affektiven Bereich (Mangel an Emotionen). Nach zwei Jahren war ein Drittel der Heimkinder trotz bester hygienischer und ernährungsphysiologischer Versorgung gestorben.

Die Beobachtungen von SPITZ wurden durch andere Autoren bestätigt (s. TROSCHKE 1974 für einen umfassenden Literaturüberblick). Das Deprivationssyndrom wurde ursächlich z.T. auf die Trennung von der Mutter zurückgeführt, z.T. auf die Deprivation aller Sinne, z.T. auf beide Faktoren zurückgeführt. Die Sinnesdeprivation der Heimkinder lag im optischen Bereich (weiße Laken, weiße Wände, Sichtbegrenzung durch den Bettrand), im motorischen Bereich (strikte Bettruhe) und im sozialen Bereich (40 Säuglinge werden durch insgesamt eine Schwester und fünf Helferinnen 'versorgt'). Das sich als Folge entwickelnde Deprivationssyndrom tritt ca. 3 Monate nach der Trennung von der Mutter (ENKE et al. 1977), bzw. nach 6 Monaten Deprivation (Troschke 1974) auf. Die Reversibilität des Syndroms ist umstritten. Die Möglichkeit von irreversiblen Dauerschäden gilt als erwiesen (TROSCHKE 1974, KNEIST & SPANGENBERG 1979).

Die Forschungen zum Deprivationssyndrom und deren Ergebnisse lösten starke Veränderungen in der Heimunterbringung und in

den Krankenhäusern aus. Auf der Basis dieser Erkenntnisse ist
es heute immerhin möglich, Säuglingen und Kleinkindern selbst
unter extremen Isolationsbedingungen (Life Islands) eine fast
normale Entwicklung zu ermöglichen (HARNISCH et al. 1981,
HOLLENBECK et al. 1980, POWAZEK et al. 1978, vgl. auch
KIELHOFNER et al. 1983).

3.2. Die Bedeutung des Deprivationssyndroms für die Diskussion um das "ambulante Operieren"

Als Argumente für die Diskussion um Vor- oder Nachteile
"ambulanten Operierens" können die Forschungsergebnisse zum
Deprivationssyndrom nicht verwendet werden.

Zum einen gilt für die Entwicklung des Deprivationssyndroms
eine Zeit von 3 Monaten der Deprivation als notwendige Voraussetzung; in den Fällen, in denen eine "ambulante Operation"
durchführbar sein könnte (Hernien, Retentio Testis, u.a.,vgl.
HOLLMANN & RÖMELT 1978), wird diese Zeitspanne durch einen
stationären Aufenthalt auch nicht annähernd erreicht. Zum einen
ist also die Verweildauer in der Institution 'Krankenhaus'
zu gering, um Schäden der befürchteten Art auftreten zu lassen.

Zum zweiten ist durch die Umgestaltung der Kinderstationen in
den letzten 15 bis 20 Jahren durch Spielecken, unbegrenzte
Besuchszeit, Erlaubnis zu motorischer Aktivität u.a. das
Deprivationsrisiko deutlich gemindert worden.

Zum dritten - darauf weisen KNEIST & SPANGENBERG (1979) hin -
ist das Deprivationssyndrom eine Folge einer Unterforderung
in einem sensiblen Alter (etwa 0;8 bis 3;6). Die Probleme,
die mit der "ambulanten Operation" umgangen werden sollen,
resultieren aber eher aus einer Überforderung: insbesondere Kleinkinder sind mit der Adaptation an eine neue Umwelt (zunächst)
überfordert. Beispielsweise zeigt die Untersuchung von PIDGEON
(1981) über die adaptive Funktion von Fragen, die frisch hospi-
talisierte Kinder auf den Stationen stellen, daß diese Kinder
im Vergleich mit nichthospitalisierten Kindern ungewöhnlich
häufig nach Aktionen und Intentionen des Personals fragen;
34 % aller Fragen waren allein vom Typ "Was machst Du da?".
Sehr häufig waren auch Fragen vom Typ "Was ist das?" - allerdings in einem altersentsprechenden Ausmaß. Wir zitieren die
Untersuchung von PIDGEON (1981), um zu demonstrieren, daß
sich Kinder in den ersten Tagen der Hospitalphase ihre neue
Umgebung "erarbeiten", indem sie u.a. nach unbekannten Gegen-
ständen und unbekannten Handlungsweisen des Personals fragen,
sich also z.B. Informationen verschaffen. In den Fällen, in
denen z.B. die Möglichkeiten des Kindes, Fragen zu stellen,
und die Fülle von Unbekanntem in ein Mißverhältnis geraten,
ergibt sich eine (zumindest vorübergehende) Überforderung des
Kindes. GRANT (1983) berichtet, daß innerhalb von 24 Stunden
ein 6-Betten-Zimmer auf einer Kinderstation von bis zu 143
verschiedenen Personen, im Durchschnitt von 106 verschiedenen
Personen, betreten wird (Schwestern in drei Schichten, Besucher,
Ärzte, Mitpatienten, Putzfrauen u.a.). Sollten sich GRANT's
Befunde replizieren lassen, dann heißt dies, daß auf Kinder-

stationen zumindest bezüglich des Anblicks verschiedener Gesichter keine Rede von Sinnesdeprivation sein kann.

Die Bemerkung von HOLLMANN & RÖMELT (1978), die "ambulante
Operation" schaffe das Deprivationssyndrom aus der Welt, ist
zusammenfassend deshalb falsch, weil die zeitlichen, die um-
weltgestalterischen und die Informationsverarbeitungs-Voraus-
setzungen für die Entwicklung eines solchen Syndroms gar
nicht gegeben sind.

Dennoch löst die Erwähnung des Deprivationssyndroms im Zusammenhang mit kurzfristigen Krankenhausaufenthalten, trotz der
sachlichen Unhaltbarkeit, immer wieder (noch) Unbehagen aus.

Die damaligen Heimleiter, Schwestern, Pflegerinnen, etc. haben
nämlich trotz guten Willens - diesen unterstellen wir - aus
Mangel an einschlägigen Kenntnissen Zombies gemacht, d.h. aus
Unkenntnis ließen sie eine Entwicklung der ihnen anvertrauten
Kinder zu 'psychologisch Toten' zu. Aus ärztlicher Sicht ver-
stießen sie - ohne dies zu beabsichtigen - massiv gegen das
Prinzip des 'nil nocere'. Aus medizinpsychologischer Sicht
führte ein Defizit in einer Phase zu einem Fiasko der Karriere.

Die hierdurch ausgelöste Betroffenheit beeinflußt bis heute,
sobald es um das Thema "Kind im Krankenhaus" geht, Forschungs-
gegenstände und Publikationsstrategien. PETRILLO & SANGER
(1980) verweisen darauf, daß noch vor 10 Jahren die höchste
Erwartung an Forschungsergebnisse die minimale psychologische
"Verletzung" war, daß Forschungsziel (ggf. auch Interventions-
ziel) die Minimierung negativer Ergebnisse war. In vielen
Untersuchungen, die wir gelesen haben, wird nach einem konstruktiven Nutzen der Krankenhauserfahrung gar nicht erst
gefragt (z.B.: MEYERS & MURAVCHIK 1977). Dieses Defizit ist
unseres Erachtens auf ein Vorurteil der Autoren zurückzuführen,
ein Krankenhausaufenthalt könne nur 'schlecht' für die kindliche Entwicklung sein. TROSCHKE (1974) nennt als Intention
seines Buches u.a. die Aufklärung und Provokation der im Krankenhaus Tätigen und die Unterstützung der Eltern in ihrem Kampf
für eine kindgerechte Versorgung.

Noch in neuester Zeit (BIERMANN & BIERMANN 1982) werden die
Hospitalisation und die Gefährdung durch ein Deprivationssyndrom (scheinbar) gleichgesetzt; wir bewerten dies als
Konsequenz einer Publikationsstrategie, in der die grund-
lagenwissenschaftliche Genauigkeit einem anwendungsorientier-
ten Aspekt (kindgerechte Versorgung) untergeordnet wird mit
dem Ziel, auf dem Umweg über das schlechte Gewissen des Lesers
eine kindgerechte Versorgung überall durchsetzen zu können.

Intentionen und Publikationsstrategien dieser Art scheinen
leider noch notwendig zu sein. MOLL (1978) beschreibt, daß es
auch heute noch antiquiert strukturierte HNO-Stationen gibt,
in die Kinder aufgenommen werden mit der Beschränkung einer
zwei- bis dreimaligen Besuchserlaubnis pro Woche (für jeweils
zwei Stunden). Die Folgen sind drastisch: 88.7 % aller Drei-
bis Sechsjährigen haben Angst vor einer Tonsillektomie
(MOLL 1978). Diese Feststellung ist umso bedauerlicher, als
bereits SKIPPER & LEONARD (1968) demonstrierten, daß die Quote
ungewöhnlicher postoperativer Ängste nach Tonsillektomien allein

durch Anwesenheit der Mutter im Krankenhaus auf 36 bis 50 % gesenkt werden, durch geeignete Betreuung der Mutter sogar bis
auf 0 bis 4 % gedrückt werden kann.

Wir halten es für angemessen, bei der Bewertung verschiedener
Publikationen zwischen Intention der Verfasser und sachlicher
Richtigkeit der Ausführungen zu trennen. Deshalb möchten wir
betonen: Insbesondere dann, wenn sich die 'Kaserne Krankenhaus'
zu einer modernen Institution mit z.B. toleranter Besuchszeitregelung und kindgerechten Angeboten auf den Stationen gewandelt
hat, ist es logisch falsch, einen kurzfristigen Krankenhausaufenthalt mit dem Risiko eines Deprivationssyndroms in Verbindung
zu bringen.

4. Die Bindungstheorie

4.1. Darstellung der Theorie im Abriß

Die meisten Autoren folgen neuerdings einem spätestens von
TROSCHKE (1974) eingeleiteten Trend, zwischen kurzfristigen und
langfristigen Krankenhausaufenthalten und deren Folgen zu unterscheiden und stützen sich bei der Analyse der Folgen kurzfristiger
Krankenhausaufenthalte nicht mehr auf das Deprivationssyndrom,
sondern auf die Bindungstheorie (BOWLBY 1973, 1976).

Eine gute und ausführlichere Zusammenfassung geben KELLER &
MEYER (1982, S. 106 ff). In der ursprünglichen Version der Theorie
wurde die Existenz eines isolierten Menschenwesens 'Kind' negiert
und von einer biologischen Mutter-Kind-Einheit ausgegangen,
sowie auf dem Hintergrund einer biologisch orientierten Ethologie
der funktionale Überlebenswert einer solchen Einheit (=Bindung)
betont. Unter "Bindung" wird die Entwicklung und Realisierung
einer Präferenz für eine bevorzugte Person (=die Mutter) durch
das Kind verstanden: z.B. weinen die Kinder, wenn sie von der
bevorzugten Person, nicht aber von anderen Personen, verlassen
werden und die Kinder suchen den Körperkontakt mit der bevorzugten Person, wenn sie beunruhigt sind (MAIN 1977, 1982).
Unter "Bindungsverhalten" wird ein Verhalten des Kindes verstanden, das Nähe oder Kontakt zur bevorzugten Person fördert
(Weinen, Rufen, etc.). Weiter wird angenommen, daß "Streß"
(Hunger, neuartige Situationen usw.) zumindest beim Kleinkind
"Bindungsverhalten" aktiviert: hat das Kind Hunger oder wird
es - etwa ab 0;7 Jahren - allein gelassen, schreit oder weint
es, was in einer "sicheren Bindung" dazu führt, daß die Mutter
sich dem Kinde widmet, ggf. seine Bedürfnisse befriedigt oder
es beruhigt.

Allgemein wird angenommen, daß das Bindungsverhalten
des Säuglings bis etwa zum Alter von 6 Monaten unspezifisch ist,
d.h., daß der Säugling zwar "Bindungsverhalten" zeigt, aber noch
keine "Bindung" im Sinne einer Präferenz wirksam ist. In der
neueren Forschung wurde diese Position noch erweitert und auch
auf nichtsoziales Verhalten ausgedehnt: es konnte gezeigt
werden, daß bereits gesunde, voll ausgetragene Neugeborene von
Anfang an Verhaltensweisen zeigen, mit denen sie ihre Umwelt
aktiv organisieren und auf die Rückmeldungen ihrer Umweltver-
änderungen reagieren (GROSSMANN 1977, WATSON 1967, 1982,

SIQUELAND & LIPSITT 1966, SIQUELAND 1966, LIPSITT et al. 1966, SAMEROFF 1968, 1971, GROSSMANN 1978, u.a.). Soweit Verhaltensänderungen eindeutig auf Lernprozesse zurückgeführt werden müssen, zeigt sich jedoch, daß diese nicht dauerhaft sind; die vorliegenden Befunde stimmen mit der Annahme überein, daß Säuglinge in diesem Alter noch kein "Langzeitgedächtnis" (vgl. EYSENCK 1982) oder Analoges besitzen. Damit sind einerseits Positionen überholt, in denen ein Säugling als hirnrindenloses, "autistisches" Reflexwesen betrachtet wird (z.B. MERTENS 1980), andererseits bestätigt sich die Erfahrung von Klinikern, daß bis zum Alter von 0;6 Jahren keine Irritation durch einen stationären Krankenhausaufenthalt zu befürchten ist (z.B.: FRITZ 1975, vgl. auch: TROSCHKE 1974), solange die körperlichen Grundbedürfnisse befriedigt werden.

Bezogen auf das vorliegende Thema schlußfolgern wir, daß bis zum Alter von (etwa) 6 Monaten eine "ambulante Operation" dem Säugling bei seiner normalen Entwicklung weder nutzt noch schadet.

Etwa ab dem 6. Monat entwickelt das Kind eine "Bindung" an die Mutter. In der stationären Praxis heißt dies, daß die Mutter nicht mehr einfach durch ein Muttersubstitut, z.B. eine Schwester, ersetzt werden kann (vgl. PETRILLO & SANGER 1980). Parallel zur "Bindung" entwickeln sich das Sprachvermögen, das Selbstkonzept (= das Kind erlebt sich als eigenständige Person mit eigenständigen Bedürfnissen), die Motorik mit der Möglichkeit zur Lokomotion und damit zu ausgedehnterem Explorationsverhalten (Neugier, Spielen), die Objektpermanenz (d.h., das Kind weiß, daß Dinge außerhalb seines Blickfeldes existieren; das Kind hat ein "Gedächtnis") u.a. Im Sinne derjenigen Emotionstheorien, die die subjektive Erfahrung als zentrales Element jeder Emotion betrachten (s. SCHACHTER & SINGER 1978), entwickelt sich parallel zur "Bindung" die Fähigkeit, Emotionen zu haben: In diesem Sinne verweisen EMDE & GAENSBAUER (1982) darauf, daß zwischen 0;7 und 0;9 Jahren die Fähigkeit, ängstlich zu reagieren, entsteht (vgl. auch SROUFE 1979, EMDE et al. 1976).

Die von der Bindungstheorie initiierte Forschung konzentrierte sich auf diesen Entwicklungsabschnitt und untersuchte ihn vorwiegend unter dem Aspekt der Trennungsangst; es wird behauptet, daß eine Trennung von der Mutter in diesem Alter irreversibel die spätere Entwicklung determiniere (BOWLBY 1973, 1976), bzw. daß eine sichere "Bindung" die soziale und kognitive Entwicklung begünstige (MAIN 1977).

Werden Kinder in diesem Alter von der Mutter getrennt (z.B. durch einen Krankenhausaufenthalt mit restriktiver Besuchszeitregelung) reagieren sie in drei typischen Phasen (BOWLBY 1973, 1976, MAIN 1977, 1982, ROBERTSON 1970, ROBERTSON 1977, CORMIER 1979)
1. Protest (das Kind realisiert aktives Bindungsverhalten, d.h. klammert sich an, schreit, weint, krabbelt der Mutter hinterher, starrt die Tür, hinter der die Mutter verschwunden ist, an usw.),
2. Verzweifelung (das Verhalten des Kindes wird als zurückgezogen, kontaktscheu, depressiv beschrieben),
3. Gleichgültigkeit (das Kind hat sich der neuen Umgebung angepaßt, es reagiert auf andere Bezugspersonen, benimmt sich der eigenen Mutter gegenüber wie gegenüber einer Fremden, was BOWLBY veranlaßte, diese Phase auch "Verleugnung" zu nennen).

4.2. Die Bedeutung der Bindungstheorie für die Diskussion um das "ambulante Operieren"

Ohne Zweifel hat die Bindungstheorie und haben ihre Vertreter das Verdienst, die Forschung angeregt zu haben (vgl. KELLER & MEYER 1982). Viele Veränderungen in den Krankenhäusern wären ohne bindungstheoretische Argumentation vermutlich nicht durchzusetzen gewesen: Rooming-in, unbegrenzte Besuchszeit usw. CORMIER (1979) bemerkt dazu, daß die Veränderungen in den Krankenhäusern mehr durch die (bindungstheoretische) Überzeugung der Initatoren getragen wurde als durch empirische Evidenz. MASON (1978) insistiert, daß in erster Linie die Wünsche der 'Kunden' (= der Eltern) die Veränderungen veranlaßten.

Als Ergebnis der von der Bindungstheorie angeregten Forschung wissen wir heute, daß etwa ab dem 4. Lebensjahr ein Kind die Trennung von seiner Mutter zunehmend besser erträgt (BIERMANN 1978b). Parallel mit der wachsenden Unabhängigkeit von der Mutter wächst seine Kompetenz, einen konstruktiven Nutzen aus der Krankenhauserfahrung zu ziehen: es profitiert mehr und mehr vom Kontakt mit anderen Kindern (vgl. z.B. SCHMITZ 1981). Nicht umsonst werden viele Kinder ab diesem Alter in den Kindergarten geschickt.

Manche Autoren kommen daher zur Schlußfolgerung, ein stationärer Aufenthalt sei etwa bis 0;6 und wieder ab 3;6 Jahren unproblematisch, dazwischen aber höchst riskant für die spätere Persönlichkeitsentwicklung (SIMONS et al. 1980, TROSCHKE 1974, PETRILLO & SANGER 1980, NAGERA 1978, MASON 1978, ROBERTSON 1970, VERNON et al. 1965, GOSLIN 1978).

Bevor wir diese Position in Frage stellen und relativieren, wollen wir als exemplarisch für die von der Bindungstheorie initiierte Forschung die Arbeit von SIMONS et al. (1980) vorstellen. Im Rahmen einer multidisziplinären, prospektiven Langzeitstudie wurden über 1000 Mütter unmittelbar vor dem 5. Geburtstag ihrer Kinder interviewt. Es ergab sich, daß 27 % aller Kinder einen mindestens eintägigen Krankenhausaufenthalt durchgemacht hatten (davon etwa ein Siebtel einen Aufenthalt von mehr als 7 Tagen). Von den Kindern mit Krankenhauserfahrung zeigten 62 % im Anschluß an den Krankenhausaufenthalt keinerlei Verhaltensänderung; 15 % zeigten Verhaltensänderungen im positiven Sinne, was insbesondere die Verhaltensbereiche "Schlafen" und "Essen" betraf; 16 % zeigten Verhaltensänderungen, die negativ bewertet wurden, insbesondere in den Verhaltensbereichen "Selbstvertrauen" und "Unabhängigkeit". Auffallend an den Angaben der Mütter ist, daß die Verhaltensänderung ungeachtet der Richtung 6 Wochen nach der Entlassung stärker sind als 6 Monate nach der Entlassung. Aufgeschlüsselt nach Altersgruppen zeigt sich, daß von anschließenden Verhaltensverschlechterungen insbesondere dann berichtet wird, wenn die Kinder zum Zeitpunkt des Krankenhausaufenthaltes zwischen 13 und 36 Monate alt waren ($p < .001$), daß von Verhaltensverbesserungen insbesondere dann berichtet wird, wenn die Kinder zum Zeitpunkt ihres Krankenhausaufenthaltes zwischen 37 und 60 Monaten alt waren und daß 81 % aller Mütter, deren Kinder im ersten Lebensjahr hospitalisiert wurden, keine Verhaltensänderung beobachtet zu haben angeben.

Ein Zusammenhang mit dem Anlaß des Krankenhausaufenthaltes
ließ sich trotz zahlreicher Chi-Quadrat-Tests nicht aufzeigen.
Die Autoren sehen in ihren Ergebnissen eine Bestätigung der
BOWLBY'schen Bindungstheorie.

Auch wenn den Vertretern der Bindungstheorie zweifellos be-
scheinigt werden muß, sich um die Forschungsentwicklung und
um positive Veränderungen im Krankenhaus verdient gemacht zu
haben, ergeben sich für die Bindungstheorie Kritikpunkte wegen
ihrer Einseitigkeit, ihrer Überakzentuierung und ihrer mangeln-
den empirischen Verankerung.

Die Position der Bindungstheorie, daß eine Trennung von der
Mutter - z.B. durch einen Krankenhausaufenthalt - im Alter
zwischen 0;6 und 3;6 Jahren prägungsartige Lerndefizite zur
Folge hat, die sich spätestens im Adoleszentenalter als soziale
Abweichungen manifestieren, ist einseitig. Diese Sichtweise
besagt nämlich, daß beginnend mit dem 3. Lebensjahr und regel-
mäßig ab dem 6. Lebensjahr ein stationärer Aufenthalt unproblematisch ist, da das Kind eine Trennung von der Mutter mittlerweile
ertragen kann und Trennungsängste daher nicht mehr auftreten.
Bei der einseitigen Betonung der Folgen einer zerstörten Mutterbindung wird übersehen, daß bis zum 10. Lebensjahr ein Kind
eine Krankheit (und damit die Hospitalisierung) als Bestrafung
wegen Ungehorsams erlebt ("Zieh die Jacke an, sonst wirst Du
krank!") (BECK et al. 1979) oder gar als sadistische Attacke
der Leute mit den Spritzen, daß Grundschulkinder es häufig nicht
mögen, von Fremden nackt gesehen zu werden, und daß es vor dem
12. Lebensjahr ungewöhnlich ist, wenn ein Kind alle Implikatio-
nen seiner Erkrankung versteht (NAGERA 1978). Im Umgang mit
hospitalisierten Grundschulkindern ergeben sich Probleme wegen
deren Krankheitsbild, deren Schamschwelle und wegen der nicht
voll entwickelten Einsichtsfähigkeit. Eine Sichtweise, in der
das Fehlen von Trennungsängsten betont wird, nennen wir einseitig.

Eine weitere Einseitigkeit der Bindungstheorie zeigt sich in der
von ihr angebotenen Lösung für das Problem der Trennung: der
Aufrechterhaltung der Mutter-Kind-Bindung. Bei der Betonung
einer funktionierenden Mutterbindung wird übersehen, daß sich
z.B. aus der Operationsindikation eigenständige Folgeprobleme
wie postoperative Schmerzen, Bewegungseinschränkungen, Diät-
maßnahmen etc. ergeben können. Eine Position, in der angenommen
wird, solche Probleme könnten vernachlässigt werden, wenn nur
die Mutterbindung erhalten bleibt, nennen wir einseitig.

Ebenso einseitig ist es, daß die Bindungstheorie in der Tradi-
tion einer gesamtbiologisch orientierten Ethologie bislang kaum
die Funktion des Vaters (oder der Geschwister oder der Groß-
eltern usw.) thematisiert hat. Zur Funktion des Vaters sind
erst in allerneuester Zeit empirische Arbeiten vorgelegt worden
(vgl. PARKE & SUOMI 1982, GROSSMANN & GROSSMANN 1982). Die
Arbeiten bestätigen die sich aus dem Paradigmawechsel ergebende
neue Sichtweise, wonach der Entwicklungsprozeß des Kindes als
Wechselbeziehungsprozeß zwischen sozialer Interaktion und
kognitiv-emotionaler Entwicklung gesehen wird (GROSSMANN 1977)
und wonach die Ergebnisse der kognitiven und emotionalen Entwicklung mehr durch die Art der sozialen Interaktion (MAIN 1977),
die "Responsivität" (das Ausmaß kontingenten Verhaltens der Be-

zugsperson; KELLER & MEYER 1982) und die "Feinfühligkeit"
(MAIN 1982) des Interaktionspartners bestimmt wird als durch
Verwandtschaft oder Geschlecht (beim Menschen!). Als Folge
des Paradigmawechsels bestehen z.Z. noch große Wissenslücken
und es wäre z.B. die Hypothese zu prüfen, daß bei der Hospitalisierung von Kleinkindern die Anwesenheit von türkischen
Vätern für deren Kinder die gleiche angstreduzierende Wirkung
hat wie die Anwesenheit deutscher Mütter bei der Aufnahme ihrer
Kinder (mit dieser Hypothese soll angedeutet werden, daß die
Bindungstheorie möglicherweise einseitig eine bestimmte kultu-
relle Sichtweise betont).

Neben der Einseitigkeit der Bindungstheorie möchten wir feststellen, daß sie zumindest partiell nicht den empirischen Befunden entspricht. FRITZ (1975) beschreibt, daß ca. ein Drittel
der von ihm beobachteten Kinder im Alter zwischen 0;8 und 2;6
Jahren sich unauffällig verhielt und nur ein Drittel der Kinder
starke Protest- und Angstreaktionen mit Nahrungsverweigerung
zeigte. JERSILD & HOLMES (1935, zit.n. BOWLBY 1976) fanden
experimentell, daß 12 % der Kinder im 3. Lebensjahr (16 % im
4. Lebensjahr) auf die Situation des Alleingelassenwerdens mit
Angst reagieren; 31 % aller Kinder im 3. Lebensjahr (22 % im
4. Lebensjahr) reagierten mit Angst auf einen Fremden. GROSSMANN
& GROSSMANN (1982) berichten, daß die Mehrzahl (zwei Drittel)
der von ihnen experimentell zuerst von der Mutter getrennten
und dann wiedervereinigten deutschen Kleinkinder auf die Wiedervereinigung mit ignorierendem oder gar vermeidendem Verhalten
(also nicht mit verstärktem "Bindungsverhalten") reagierten.
MAIN (1982) schließlich revidiert ihre früher eingenommene
Position (MAIN 1977) und berichtet von neueren Ergebnissen,
wonach bei bis zu 80 % aller Kleinkinder als Initialreaktion
auf eine Wiedervereinigung mit der Mutter nach einer experi-
mentellen Trennung Vermeidungsverhalten (an Mutter vorbeisehen,
sich abwenden, wegkrabbeln, vom Arm 'herunter wollen' usw.)
oder Explorationsverhalten (statt der Mutter zuzuwenden,
widmet sich das Kind einem Spielzeug) zu beobachten war; dieses
Verhalten entspricht eindeutig nicht der Prognose der Bindungstheorie. Wenn wir diese Ergebnisse extrapolieren und zu einer
Faustformel verdichten, dann besagt diese, daß allenfalls ein
Drittel der Kinder sich entsprechend der Vorhersage der Bindungstheorie verhält. MÜLLER-SCHÄR (1981) schließlich berichtet
von Beobachtungen, daß das Weinen von Kindern in Anwesenheit
ihrer Mütter im Alter von 1;0 bis 1;6 Jahren auch als Signal
für ein Rückzugsverhalten (von anderen Kindern) dient, was
bedeutet, daß die Interpretation des Weinens durch die Bindungstheorie ausschließlich als "Bindungsverhalten" zu pauschal ist.

Die Position der Bindungstheorie, nach der alle Kinder auf eine
Trennung von der Mutter mit "Bindungsverhalten" reagieren und
wonach "Bindungsverhalten" (z.B. Weinen) auf die Herstellung
einer "Bindung" hin angelegt ist, ist also wenigstens überzeich-
net.

Ein zweiter, wichtiger Punkt, in dem die Bindungstheorie den
empirischen Befunden nicht entspricht, betrifft die Langzeit-
folgen einer kurzfristigen Trennung. In der Bindungstheorie wird
(analog zum Prägungsphänomen) eine frühkindliche, sensible

Phase für irreversible Lernprozesse postuliert: Wenn ein Kind in dieser Phase keine "Bindung" aufbaut (und es z.b. nicht zur Bevorzugung seiner Mutter kommt), dann wird es für den Rest seines Lebens Bindungsdefizite haben. CLARKE & CLARKE (1976), KAGAN (1979), GROSSMANN (1983) und KELLER (1983) kommen übereinstimmend zur Schlußfolgerung, daß frühkindliche Erfahrungen aufgrund einmaliger Ereignisse keine prägungsartigen Folgen haben. DOUGLAS (1975) und QUINTON & RUTTER (1976) liefern die diesbezüglichen Befunde für die Spätfolgen eines Krankenhausaufenthaltes. In großangelegten epidemiologischen Untersuchungen der Geburtsjahrgänge 1949 (DOUGLAS) und 1959/1960 (QUINTON & RUTTER) zeigte sich, daß Kinder mit einmaligem, nicht mehr als siebentägigem Krankenhausaufenthalt als Kleinkind, im Schul- und Adoleszentenalter im Urteil von Eltern und Lehrern sich von Kindern ohne eine solche Erfahrung nicht unterscheiden. Die Autoren schlußfolgern übereinstimmend, daß einzelne Krankenhausaufenthalte von einer Woche oder weniger kein Risiko einer Spätfolge mit sich bringen. Die Gruppe der Kinder, die wiederholt oder länger als vier Wochen hospitalisiert waren, zeigte im Schulkind- oder Adoleszentenalter jedoch eine signifikante Häufung von "emotionalen" oder "Führungs"-Störungen im Vergleich mit Kindern ohne Krankenhauserfahrung; QUINTON & RUTTER weisen jedoch darauf hin, daß einerseits dieses Ergebnis zwar "signifikant" sei, daß andererseits aber drei Fünftel aller Schulkinder und Adoleszenten mit wiederholtem Krankenhausaufenthalt oder mit mehr als vierwöchigem Krankenhausaufenthalt im Urteil von Eltern oder Lehrern unauffällig sind. Die beiden Untersuchungen unterscheiden sich in den Befunden über frühere Krankenhausaufenthalte zwischen einer und vier Wochen: DOUGLAS fand eine signifikante Häufung von Störungen bei den Kindern mit entsprechenden Vorerfahrungen, QUINTON & RUTTER nicht. QUINTON & RUTTER (1976) führen dies auf einen direkten oder indirekten Effekt des Geburtsjahres zurück: Es kann ein Kohorteneffekt vorliegen oder die Befunde können die zum Positiven veränderte Krankenhausstruktur wiederspiegeln.

Bezogen auf unser Thema der "ambulanten Operation" besagen diese Ergebnisse zusammenfassend, daß eine Entscheidung für eine "ambulante Operation" mit der (bindungstheoretischen) Begründung, dadurch würden 'Spätschäden' vermieden, gerade in den Fällen nicht stichhaltig ist, in denen die Alternative in einem einmaligen stationären Aufenthalt von einer Woche oder weniger besteht. Diese gilt für Kinder jeden Alters.

Bis hierhin haben wir beschrieben, daß als Folge eines kurzfristigen stationären Aufenthaltes von weniger als einer Woche möglicherweise selbst dann, wenn das Krankenhaus nach militärischen Prinzipien mit den Aspekten der Hierarchie, der Führung und dem Gehorsam organisiert ist, keine Spätschäden zu erwarten sind (vgl. die Kohorte von DOUGLAS 1975). Eventuell bestätigt sich sogar die Vermutung von QUINTON & RUTTER (1976), ein Krankenhausaufenthalt könne ohne das Risiko von langfristigen Schäden bis auf vier Wochen ausgedehnt werden, wenn das Krankenhaus modern organisiert ist, d.h. tägliche Besuchszeit ermöglicht wird, kindgerechte Spielangebote gemacht werden u.a. Zusammenfassend ergibt sich als Schlußfolgerung, daß eine Entscheidung zwischen "ambulanter Operation" und "kurzfristigem

stationärem Aufenthalt" jedenfalls nicht mit den langfristigen
Folgen für das Kind begründet werden kann.

5. Die Zeit nach der Entlassung

Anders sieht dies aus, wenn man die kurzfristigen Folgen eines
kurzfristigen Krankenhausaufenthaltes von bis zu einer Woche
betrachtet. Die Reaktion des Kindes auf die Rückkehr ins Eltern-
haus werden bei SKIPPER et al. (1968), ROBERTSON (1977),
TROSCHKE (1974), MEYER & MURAVCHIK (1977), HOLLMANN & RÖMELT
(1978) und vor allem bei SIMONS et al. (1980) beschrieben.
Wir haben versucht, uns aufgrund der Literatur ein Gesamtbild
zu verschaffen: Kinder im kritischen Alter von (etwa) 0;8 bis
3;6 Jahren zeigen als Verhalten bei der (erneuten) Adaptation
an ihr Zuhause ein verringertes Selbstbewußtsein (d.h., sie
zeigen weniger eigenständiges Explorationsverhalten) und
emittieren ein erhöhtes "Bindungsverhalten" (d.h., sie ver-
gewissern sich häufiger, daß ihre Mutter in der Nähe ist);
auch mit destruktivem und aggressivem Verhalten (Zerstörung)
und mit der Verwendung provozierender "schmutziger" Wörter
muß gerechnet werden (NAGERA 1978). SIMONS et al. (1980)
berichten von einer Verbesserung in den Verhaltensbereichen
"Schlafen" und "Essen". Etwa nach drei Monaten verhalten sich
die Kinder jedoch wieder so, als seien sie nie im Krankenhaus
gewesen.

Entsprechende Angaben über die Folgen von "ambulanten Operationen" liegen nicht vor, so daß wir nicht entscheiden können, ob
das eben beschriebene kindliche Verhalten eine Folge der Operation (dann würde es bei einer "ambulanten Operation" ebenfalls
auftreten) oder eine Folge der Hospitalisierung ist.

Die kurzfristigen Folgen kurzfristiger experimenteller Trennungs-
erlebnisse haben wir bereits erwähnt: die Mehrheit der Kinder
reagiert auf ihre Mütter ignorierend oder gar vermeidend. Wir
sind sehr mutig, wenn wir hierin einen gewissen Gegensatz zum
oben beschriebenen verstärkten "Bindungsverhalten" als kurzfristige Folge eines kurzfristigen stationären Aufenthalts
sehen und daraus die Hypothese ableiten, das oben beschriebene
Verhalten von Kindern nach der Entlassung sei von der Operation
und ihren Nachwirkungen bewirkt, weniger von der Hospitalisierung oder der Trennung von der Mutter. Erst empirische Untersuchungen werden zeigen, ob unsere Skepsis im Hinblick auf
den erhofften Nutzen von "ambulanten Operationen" für das Kind
berechtigt ist.

6. Die Vorteile einer "ambulanten Operation" für die Mutter

Bei der Auseinandersetzung mit der Bindungstheorie und beim
Zusammenstellen der dort üblichen einseitigen Sichtweisen
fiel uns eine merkwürdige Unvollständigkeit auf: Wenn man die
Mutter-Kind-Beziehung als System zweier interagierender Partner
betrachtet, ist es einseitig, nur die Bedürfnisse und die Bedürfnisbefriedigung des einen Partners zu betrachten (nämlich
die des Kindes), ebenso wie es einseitig ist, bei einer Störung
des Mutter-Kind-Systems durch eine Trennung nur die Entzugs-
symptome des einen Partners zu diskutieren (nämlich wieder die

des Kindes). Im Rahmen einer systemtheoretischen Analyse ist diese einseitige Sichtweise unvollständig. Deshalb sind wir - zunächst in Form eines Durchdenkens einer Möglichkeit - der Frage nachgegangen, ob mütterliche Bedürfnisse durch das Kind befriedigt werden, welche Folgen eine Trennung für die Mutter haben kann und was diesbezügliche Antworten für unser Thema "Ambulantes Operieren" bedeuten.

Ausgangspunkt des Durchdenkens war eine Diskrepanz, die uns bei der Lektüre von PACHE (1978) auffiel, eine Diskrepanz zwischen den Folgerungen aus der Bindungstheorie und PACHEs Beschreibung des mütterlichen Rooming-In-Verhaltens: Während in der Bindungstheorie behauptet wird, eine Trennung von der Mutter insbesondere im Alter zwischen 0;8 und 3;6 Jahren habe irreversible Schäden für die spätere soziale Entwicklung des Kindes zur Folge, beschreibt PACHE, daß erst nach diesem Alter in seiner Klinik die Nachfrage nach Rooming-In ihren Gipfel-punkt erreicht. Wir fingen an, uns für eine der möglichen Er-klärungen für diese Diskrepanz zu interessieren, nämlich daß beim Rooming-In weniger die Bedürfnisse des Kindes ausschlag-gebend sind (dann müßte der Gipfel der Nachfrage vor dem Alter von 3;6 Jahren liegen) als vielmehr die Bedürfnisse der Mutter. MEIER hat, in einem anderen Zusammenhang, eine ähnliche Ver-mutung geäußert (mdl. Mitteilung 1984, vgl. MEIER 1983). Da uns eine diesbezügliche, gezielte empirische Untersuchung, die zur Klärung dieser Vermutung beitragen könnte, nicht bekannt war, fingen wir an, nach Indizien für diese Möglichkeit zu suchen.

Mehrere Autoren, zuletzt HARNISCH et al. (1981), beschreiben, daß es bei der Einführung kindgerechter Maßnahmen (Rooming-In, unbegrenzte Besuchszeit usw.) zumindest vorübergehend zu Kon-flikten zwischen Müttern und Team gekommen ist: Schwestern und Mütter rivalisieren in der Betreuung des Kindes, beide Seiten reagieren mit Aggressionen. Ein hier möglicher Interpretations-ansatz besagt, daß Mütter, deren Bedürfnis z.B. nach kindlichem "Bindungsverhalten" frustriert wird, mit Aggressionen reagieren; die Bedrohung der Bedürfnisbefriedigung besteht darin, daß die Konkurrentinnen kindliches "Bindungsverhalten" auf sich ziehen (könnten), weshalb diese auch Gegenstand des aggressiven Ver-haltens werden. Obwohl die Reaktionen von Müttern auf eine Trennung des Mutter-Kind-Systems bislang unseres Wissens nicht untersucht worden sind (eine diesbezügliche Forschung wäre noch zu leisten), wollen wir an dieser Stelle zunächst nur fest-halten, daß die o.a. Beobachtungen mit der Annahme vereinbar sind, eine "Bindung" befriedige mütterliche Bedürfnisse und eine Trennung sei eine Frustration für die Mutter.

Auf eine Bedrohung (z.B. der eigenen Bedürfnisse) reagieren manche Menschen mit Ängsten statt mit Aggressionen. HOLLMANN & RÖMELT (1978, S.97f.) bemerken, daß Eltern ihre (Kranken-haus-) Ängste auf die Kinder übertragen. BÜTTNER & BREITKOPF (1984) können zeigen, daß die Ängste von Müttern vor Blut, Operationen, Ärzten usw. - also krankenhausspezifische Stimuli - mit dem ängstlichen Verhalten ihrer Kinder unmittelbar vor der Prämedikation ihrer Kinder wegen eines leichten chirurgischen Eingriffs signifikant korrelieren, nicht jedoch die Ängste der Mütter vor Flugreisen, Hunden, öffentlichen Reden u.a..

POWAZEK et al. (1982) zeigen, daß Mütter von Vorschulkindern, die wegen einer Chemotherapie isoliert werden mußten, signifikant ängstlicher sind als Mütter von älteren Kindern. SKIPPER & LEONARD (1968) beschreiben, daß eine verstärkte Betreuung der Mütter tonsillektomierter Kinder nicht nur deren Ängste reduziert und deren Einstellung gegenüber dem Krankenhaus zum Positiveren wendet, sondern auch streßreduzierende Auswirkungen auf die untersuchten Kinder (im Alter zwischen 3;0 und 9;0 Jahren) hat: die Kinder, deren Mütter gezielt durch eine Krankenschwester betreut werden, haben prä- und postoperativ und bei der Entlassung (nach einer Gesamthospitalisation von ca. 36 Stunden) einen geringeren systolischen Blutdruck, eine geringere Herzfrequenz und eine niedrigere Temperatur, im Vergleich mit Kindern, deren Mütter 'nur' anwesend sind: Diese Kinder zeigen im Urteil der Stationsschwester auch eine bessere Adaptation an das Krankenhaus; nach der Entlassung haben sie seltener Fieber, Angst vor dem Krankenhaus, Schlafstörungen, Weinkrämpfe und erholen sich im Urteil der Mutter besser; betreute Mütter holen seltener den Notarzt als 'geduldete' Mütter.

Gelänge es, diese Befunde zu replizieren und zu verfeinern (was noch zu leisten ist), dann hieße das, daß Mütter auf eine Trennung von ihren Kindern mit Ängsten reagieren und daß sie diese Ängste auf noch zu klärende Weise mit ihren Kindern 'austauschen'; als Folge dieses 'Austauschprozesses' sind Kinder - insbesondere im Vorschulalter - von ängstlichen Müttern ängstlicher als Kinder von nichtängstlichen Müttern. Ob sich unsere Spekulation wird bestätigen lassen, wissen wir nicht; die wenigen verfügbaren Daten sind aber mit der Annahme vereinbar, daß ein 'Angst-bei-Trennung'-Syndrom sich bei beiden Partnern des Mutter-Kind-Systems entwickeln kann.

Die hier postulierte Reziprozität von Affekten zeigt sich auch bei der ethologischen Untersuchung des Bindungsverhaltens im Rahmen der Bindungstheorie (MAIN 1977, 1982): Kleinkinder mit "sicherer Bindung" haben Mütter, die unmittelbarer auf ihr Weinen reagieren, den Kindern öfter en-face ins Gesicht sehen und mit ihnen häufiger mimisch interagieren; MAIN (1982) nennt solche Mütter "feinfühlig", KELLER & MEYER (1982) "responsiv". Hingegen haben Kleinkinder mit schlechter "Bindung" - also Kinder, die bei einer Wiedervereinigung auf ihre Mütter mit aktiven Vermeidungsreaktionen oder ignorierend reagieren - Mütter mit Kontaktsperren und Angst vor Körperkontakten; diese Mütter drohen dem Kind auch häufiger und zeigen öfter offenen Ärger als "feinfühlige" Mütter (MAIN 1982). Diese Befunde besagen in pointierter Form: ein bei Kindern beobachtbares (Problem-) Verhalten findet sich in ähnlicher Form bei der Mutter. Was das Kind betrifft, so wissen wir, daß das Kind umso stärker 'fremdelt', je besser die "Bindung" ist (BOWLBY 1976, PETRILLO & SANGER 1980). HÖPPNER & POHLMANN (1974) äußern die Auffassung, daß Trennungsangst nur bei einer guten Beziehung zur Mutter auftritt. Wird die wechselseitige "Bindung" bedroht, so sollten jedoch beide Partner mit verstärktem Bindungsverhalten reagieren: Kinder reagieren mit Weinen, Schreien usw., über das Verhalten "sicher gebundener" Mütter wissen wir nichts. Wir wissen manches über den funktionalen Wert der Mutter (bzw. der erwachsenen Bezugsperson) für die Entwicklung des Kindes,

aber wir wissen fast nichts über den funktionalen Wert des
Kindes für die Mutter (und z.B. deren Bedürfnisse). Lediglich
HARTMANN (1981) berichtet, daß Mütter mit Wochenbettpsychosen
schneller zu genesen scheinen, wenn man sie zusammen mit ihren
Kindern hospitalisiert.

Eine gewisse Hilfe bieten hier die Forschungsergebnisse zum
"Empfängnismotiv". Es hat sich nämlich gezeigt, daß der Entschluß schwanger zu werden, zumindest bei den Frauen, die
eine Empfängnis gezielt anstreben oder eine Empfängnis als
willkommene 'Nebenwirkung' in Kauf nehmen, von überwiegend
elternbezogenen Aspekten (Bereicherung des eigenen Lebens,
Reaktion auf sozialen Druck usw.) bestimmt wird (vgl. MITTAG &
JAGENOW 1983).

Dies bedeutet, daß möglicherweise bereits das Neugeborene mit
dem Anspruch der Mutter konfrontiert wird, deren Bedürfnisse
zu befriedigen. Beispielsweise beschreibt GROSSMANN (1978),
daß Mütter von Neugeborenen immer dann von vestibulärer Stimu-
lation zu rhythmischem Sprechen und zu Lächeln übergehen, wenn
der Säugling seine Augen öffnet. Aus rationaler Sicht ist ein
solches Verhalten kaum zu rechtfertigen, denn ein Neugebore-
nes kann lächelnde und ernste Gesichter noch nicht unterscheiden;
auch sein Sprachverständnis entwickelt sich erst später. Allenfalls können wir mit WATSON (1967, 1982) spekulieren, daß die
Mutter dem Kind Kontingenzen vermittelt, das Kind auf noch
diffuse Art lernt, daß Aktionen seinerseits (Augenöffnen)
mit Veränderungen der Umwelt (Ende des vestibulären Inputs,
Beginn akustischen Inputs) einhergehen. Diese Bedürfnisbefriedigung des Kindes wäre freilich durch viele andere Verhaltensweisen ebenfalls zu erreichen. Viel plausibler ist es
unseres Erachtens anzunehmen, daß das Verhalten des Kindes
zwar das Verhalten der Mutter auslöst, daß die Mutter durch
ihr konkretes Verhalten jedoch ihre eigenen Bedürfnisse (z.B.
sich "bindend" zu verhalten) befriedigt oder ihre soziale
Rolle 'Gute Mutter' ausfüllt (vgl. MEIER 1983).

In diesem Zusammenhang werden Forschungsergebnisse interessant,
die auf die Folgen einer frühen Mutter-Kind-Trennung für die
Mutter verweisen (vgl. LEIDERMANN 1982, STEINGRÜBER & PFLUG-
MACHER 1982): es liegen vermehrt Indizien dafür vor, daß eine
Trennung von Mutter und (neugeborenem) Kind (kurzfristig) das
"Bindungsverhalten" der Mutter beeinträchtigt bzw. daß umge-
kehrt "Frühkontakt" und "Rooming-in" in Kreißsaal und auf
Wöchnerinnenstationen (kurzfristig) das "responsive", "fein-
fühlige" Eingehen der Mutter auf das Kind begünstigen. (Nach
LEIDERMANN, 1982, gilt dies auch für Väter.)

Die Auffassung, eine Trennung von Mutter und Kind beinhalte
für die Mutter ein Risiko, wird von PETRILLO & SANGER (1980)
auf die Situation der Trennung wegen einer Hospitalisierung
erweitert. Bei einer Trennung riskiert die Mutter Lerndefizite:
sie kann nicht lernen zu beruhigen, sie kann nicht lernen, trotz
der Pflegepflichten mit eigenen Problemen fertig zu werden,
sie kann nicht lernen, 'Unarten' ihres Kindes (die sich im
Zusammenhang mit der Erkrankung herausbilden) zu ertragen,
sie kann z.B. nicht lernen, daß die Ergebnisse der Sauberkeits-
erziehung prinzipiell reversibel sind u.a.

Bis hierhin haben wir ausgeführt, daß ein kurzfristiger stationärer Aufenthalt im Krankenhaus, sofern er einmalig bleibt,
den Kindern langfristig nicht schadet; wir haben ausgeführt,
daß die kurzfristigen Folgen einer kurzfristigen Hospitalisierung als reversibel binnen drei Monaten gelten. Wir haben
ausgeführt, daß ein konstruktiver Nutzen des Krankenhausaufenthaltes für das Kind im Bereich des Möglichen liegt. Mit
anderen Worten in pointierter Formulierung: wir halten es für
nicht stichhaltig, eine "ambulante Operation" mit irgendwel-
chen Interessen des Kindes begründen zu wollen (immer vorausgesetzt, das Interesse des Kindes an körperlicher Unversehrtheit muß aus medizinischen Gründen ignoriert werden).

Statt dessen fanden wir Indizien dafür, daß die Ausgestaltung
der Mutter-Kind-Beziehung auch von mütterlichen Bedürfnissen
bestimmt wird. Dabei geht es uns zunächst nur um den Hinweis,
daß es sinnvoll sein kann, die bisherige Einseitigkeit von
Analysen der Mutter-Kind-Dyade aufzugeben und verstärkt die
Bedürfnisse der Mutter zu berücksichtigen. Wir können beim
derzeitigen Forschungsstand nicht ausschließen, daß für die
Institution 'Krankenhaus' und seine Mitarbeiter eine Klärung
der mütterlichen Bedürfnisse viel wichtiger ist, als eine
Diskussion um das Wohl des Kindes: Konflikte zwischen Müttern
und Schwestern und Angstreduktion bei Kindern durch Betreuung
der Mütter sind zwei Probleme, deren Lösung nur gelingen kann,
wenn die mütterlichen Bedürfnisse systematischer als bisher
berücksichtigt werden. Für das Thema "ambulantes Operieren"
fordern wir, von vornherein die Interessen der Mutter bei der
Entscheidung zwischen "stationärem" und "ambulantem" Operieren
zu beachten und ggf. Forschungsergebnisse zuzulassen, wonach
"ambulantes Operieren" vielleicht sogar allein wegen der mütterlichen Bedürfnisse bevorzugt wird. Wir haben spekuliert, daß
eine Trennung von Mutter und Kind den Bedürfnissen der Mutter
entgegenstehen könnte. Die diesbezüglichen Befunde sind rar,
aber stimmig. Die Hypothese, daß eine Trennung von Mutter und
Kind für die Mutter eine größere Belastung darstellt als für
das Kind, läßt sich überprüfen: bei einem Vergleich von Gruppen
mit unterschiedlicher funktionaler Bedeutung des Kindes im
Mutter-Kind-System sollte immer die Gruppe, in der das Kind
aus äußeren Gründen eine größere funktionale Bedeutung für
die Mutter haben kann, positiver auf jede Maßnahme reagieren,
die eine krankheitsbedingte Trennung 'aufweicht': "responsive"
und "feinfühlige" Mütter sollten unbegrenzte Besuchszeiten oder
"ambulante Operationen" stärker begrüßen als die Mütter, die
mehr Wert auf Selbständigkeit und Unabhängigkeit des Kindes
legen, Mütter von Einzelkindern stärker als Mütter von mehreren
Kindern, nach MEIER (1983) Mittelschichtsangehörige mehr als
Arbeiterfrauen, Hausfrauen stärker als Berufstätige, Isoliert
Lebende mehr als Sozial Integrierte, Mütter von 'Wunschkindern'
mehr als Mütter von 'Zufallskindern' usw.

In der Literatur zur "ambulanten Operation" werden vereinzelt
Beobachtungen oder Schlußfolgerungen genannt, die die o.a.
Hypothese bestätigen (PACHE 1978, RODECK 1978, HÖPPNER &
POHLMANN 1974): die Indizien sprechen dafür, daß es gerade
ökonomisch gutgestellte Mittelschichtshausfrauen mit Einzel-
kindern sein werden, die sich für "ambulantes Operieren" und

gegen "stationären Aufenthalt" entscheiden werden. Eine "klinisch ambulante Operation" würde damit zum Dienstleistungsangebot an die überdurchschnittlich finanzkräftige Mittelschicht, wobei vermutlich Zielgruppe des Angebots und die Gruppe der Nachfrager weitgehend deckungsgleich sein wird.

7. Die Entscheidung über "ambulantes" oder "stationäres" Operieren – ein praktikabler Weg und seine Gefahren

In der Praxis könnte sich für den in der Aufnahme diensthabenden Arzt bei der Entscheidung über "ambulantes" oder "stationäres" Operieren eine sequentielle Entscheidungsstrategie als durchführbar erweisen. Im ersten Schritt wird entschieden, ob die Operationsindikation einen stationären Aufenthalt des Kindes für eine gewisse Zeit erforderlich macht oder nicht. In denjenigen Fällen, in denen nach bisheriger Erfahrung sowohl ein kurzfristiger Krankenhausaufenthalt als auch ein komplikationsloser Operationsverlauf zu erwarten ist, kann die Möglichkeit einer "ambulanten Operation" ins Auge gefaßt werden. Bevor der Arzt den Eltern (der Mutter) jedoch dieses Angebot macht, muß er im zweiten Schritt entscheiden, ob die für eine "ambulante Operation" notwendige häusliche 'Infrastruktur' gegeben ist (Zeit für Pflege, ausreichende Kenntnisse, Transportmöglichkeit zu jeder Zeit usw.). Erst wenn auch diese Voraussetzungen erfüllt sind, kann den Eltern ein entsprechendes Angebot gemacht werden (bzw. eine entsprechende Entscheidung selbst getroffen werden).

Bei der Formulierung des Angebots wird der Arzt vernünftigerweise darauf hinweisen, daß die endgültige Entscheidung über "ambulante" oder "stationäre" Operation immer erst nach Beendigung der Aufwachphase getroffen wird, nämlich dann, wenn der zu erwartende komplikationslose Verlauf tatsächlich eingetreten ist. Wir plädieren dafür, die Entscheidung über "ambulante" oder "stationäre" Operation den Eltern (der Mutter) zu überlassen. Nach allem, was wir wissen, werden gerade diejenigen Mütter, die mit ihren Kindern eine starke "Bindung" aufgebaut haben und deren Kinder auf eine selbst kurzfristige Trennung mit starkem Protestverhalten reagieren werden, sich für "ambulantes Operieren" entscheiden. Diese Mütter hätten ihren Kindern die Adaptation an eine neue Umgebung und sich selbst die Trennung und die Arbeit erspart, während der erneuten Adaptation des Kindes an das eigene Zuhause (nach der Entlassung) das Kind erneut an sich zu binden.

Diejenigen Mütter jedoch, die mehr Wert auf Unabhängigkeit und Selbständigkeit ihrer Kinder legen (in Deutschland die Mehrheit) und deren Kinder auf eine Hospitalisierung nicht unbedingt mit starkem Protest reagieren, werden vermutlich auf das Angebot ambivalent reagieren: sie können sich nicht spontan entscheiden. In diesen Fällen ist eine Beratung notwendig. Es muß vermittelt werden, welche Alternativen zur "ambulanten Operation" in dem konkreten Krankenhaus zur Verfügung stehen (Rooming-In, unbegrenzte Besuchszeit etc.?), ob für das Kind ein konstruktiver Nutzen der Krankenhauserfahrung im Bereich des Möglichen liegt (ca. ab 3;6 Jahre), daß man als Eltern in einem

kurzfristigen Krankenhausaufenthalt ohne schlechtes Gewissen
einen Vorteil für sich sehen kann (und sei es in der Möglichkeit, das Kinderzimmer zu renovieren) und vor allem, daß ein
stationärer Aufenthalt allenfalls kurzfristig Verhaltensstörungen nach sich zieht (wobei noch ungeklärt ist, ob diese
nach einer "ambulanten Operation" nicht auch auftreten) usw.
Über Art und Umfang der notwendigen Beratung können beim gegenwärtigen Kenntnisstand kaum Empfehlungen gegeben werden, da
"ambulante Operationen" bislang als Notlösungen eingesetzt
wurden, Alternativen mithin nicht zur Verfügung standen.

Die bis hierher beschriebene, praktikable Entscheidungsstrategie kann jedoch wieder Probleme schaffen, die aus medizinpsychologischer Sicht nicht unbedenklich sind. Bereits RODECK
(1978) verweist auf die zweite Seite einer Verbesserung: Es
besteht die Gefahr, daß nach der (weitgehenden) Abschaffung
des Besuchsprivilegs für Privatpatienten eine neue Gruppe von
Privilegierten geschaffen wird - die Gruppe der Einzelkinder
und der Kinder von Nichtberufstätigen. Wir möchten diesen
Einwand als Frage formulieren und auf das Thema "Ambulante
Operation" übertragen: Wie groß ist z.B. die Gefahr, durch
"ambulantes Operieren" ein neues Statussymbol zu schaffen -
das 'selbstgepflegte' Kind?

Die oben beschriebene, praktikable Entscheidungssequenz wirft
im Anschluß an BIERICH (1982) noch ein weiteres Problem auf.
BIERICH fordert, den Krankenhausaufenthalt für den Patienten
und seine Angehörigen als Möglichkeit zur Bewährung darzustellen;
er hofft auf eine "seelische Reifung" der Kinder aufgrund ihrer
Krankenhauserfahrung (vgl. auch KNEIST & SPANGENBERG 1979,
PETRILLO & SANGER 1980, GOSLIN 1978). SIMONS et al. (1980) belegen, daß zumindest ein vorübergehendes Profitieren vom Krankenhausaufenthalt möglich ist. ADAMS (1976), SKIPPER & LEONARD
(1968), BECK et al. (1979), LÜSCHENKOHL & BRANDESKY (1983)
und vor allem PETRILLO & SANGER (1980) geben zahlreiche Beispiele für Handlungsmöglichkeiten, dieses Ziel aktiv anzustreben.
KNEIST & SPANGENBERG (1979) binden diesbezügliche Hinweise in
eine Diskussion um eine möglichst schnelle und problemfreie
Adaptation der Kinder in das Krankenhaus ein. International sind
offenbar neuerdings eine Reihe von Autoren bereit, einen nütz-
lichen Effekt des Krankenhausaufenthaltes zu konstatieren.
Beim gegenwärtigen Kenntnisstand wissen wir nicht, wie groß
dieser Effekt ist und unter welchen Umständen er zu erwarten
ist. Eines aber wissen wir genau: bei einer "ambulanten Operation"
würde diese Chance ungenutzt bleiben.

Wenn wir schreiben, bei einer "ambulanten Operation" bleibe
eine Chance für das Kind ungenutzt, übersehen wir nicht, daß
eine "ambulante Operation" auch für das Krankenhaus und seine
Mitarbeiter eine Chance versperrt. Ein "ambulant operiertes"
Kind erlebt ein Krankenhaus und seine Mitarbeiter nämlich nur
von ihren unangenehmen Seiten: im Krankenhaus wird gespritzt,
narkotisiert, verletzt, und es werden Schmerzen zugefügt.
Erst ein stationärer Aufenthalt ermöglicht die Erfahrung, daß
Ärzte und Schwestern nicht nur spritzen, narkotisieren, ver-
letzen und Schmerzen zufügen. Wir wollen das sich daraus ergebende Problem wiederum als Frage formulieren: Ist es im Inte-

resse des Krankenhauses und seiner Mitarbeiter, in der Erinne-
rung eines Teilbereichs der Bevölkerung ausschließlich mit Unan-
genehmem und Schmerzhaftem assoziiert zu werden?

Zusammenfassung

Der Autor setzt sich mit dem Begriff der"klinisch-ambulanten"
Operation auseinander und betrachtet die Alternativen und Folgen
einer "klinisch-ambulanten Operation" für Kinder aus medizinpsychologischer Sicht. Es wird davon ausgegangen, daß jede
Operation - also auch eine "klinisch-ambulante" - eine Phase
in der Krankenkarriere des Patienten ist. Die bislang unbefriedigend unpräzise Definition von "klinisch-ambulanter"
Operation wird ebenso kritisiert wie die unpräzise Abgrenzung
gegen Alternativen. Die Aussage, mit einer "klinisch-ambulanten"
Operation werde das Risiko eines Deprivationssyndroms umgangen,
wird als logisch falsch verworfen: Gerade bei denjenigen Indikationen, die für eine "klinisch-ambulante" Operation in Frage
kommen, ist das Risiko eines Deprivationssyndroms aus Gründen
der zeitlichen Kürze eines alternativen stationären Aufenthalts
und des in modernen Krankenhäusern deutlich geringeren Depri-
vationsrisikos nicht gegeben. Die Aussage, mit einer "klinisch-
ambulanten" Operation werde das Problem der "Trennungsangst"
und seiner Folgen umgangen, wird als einseitig, zumindest über-
zeichnet und empirisch teilweise unzutreffend kritisiert:

Gerade in den Fällen, die für eine "klinisch-ambulante" Operation in Frage kommen, sind langfristige Folgeeffekte einer
Trennung nicht zu befürchten. Die Befunde zu den vorübergehen-
den kurzfristigen Folgen kurzfristiger Krankenhausaufenthalte
sind mehrdeutig: der Autor vermutet, daß die beobachteten Verhaltensänderungen Folgen der Operation sind und daß sie bei
einer "klinisch-ambulanten" Operation daher ebenfalls auftreten
würden; daraus leitet der Autor seine Skepsis im Hinblick auf
den Nutzen "klinisch-ambulanter" Operationen für das Kind ab.
Es werden Indizien dafür genannt, daß eine "klinisch-ambulante"
Operation für die Erziehungsberechtigten (Mütter) von Interesse
sein kann. Es wird eine praktikable Möglichkeit genannt, im
Rahmen einer sequentiellen Entscheidungsstrategie zwischen
"klinisch-ambulanter" und "klinisch-stationärer" Operation zu
entscheiden, und es wird dafür plädiert, diese Entscheidung den
Erziehungsberechtigten (den Müttern) zu überlassen. Auf die Gefahr einer solchen Vorgehensweise - auch für die im Krankenhaus
Tätigen - wird hingewiesen.

LITERATURVERZEICHNIS

ADAMS,M.A.: A Hospital Play Programm - Helping Children with
Serious Illness. American Journal of Orthopsychiatry 1976,
46,416-424

BECK,L.B., LATTIMER,J.K. & BRAUN,E.: Group Psychotherapy on
a Children's Urology Service. Social Work in Health Care 1979,
4,275-285

BIERICH,J.R.: Kind im Krankenhaus - Ethische und humanitäre
Fragen in der allgemeinen klinischen Kinderheilkunde. Monatsschrift für Kinderheilkunde 1982,130,62-65

BIERMANN,G.: Historischer Rückblick an Stelle eines Vorwortes.
In: BIERMANN,G. (Hrsg.): Mutter und Kind im Krankenhaus - Ein
Situationsbericht aus der Bundesrepublik Deutschland.
München 1978 (Ernst Reinhardt),S.7-11 (a)

BIERMANN,G.: Die frühe Mutter-Kind-Beziehung unter besonderer
Berücksichtigung der Situation des Kindes im Kranken-
haus. In: BIERMANN,G. (Hrsg.): Mutter und Kind im Krankenhaus
- Ein Situationsbericht aus der Bundesrepublik Deutschland.
München 1978 (Ernst Reinhardt),S.15-21 (b)

BIERMANN,G. & BIERMANN,R.: Das kranke Kind und seine Umwelt.
München 1982 (Ernst Reinhard)

BOURMER,H. & BERGENTHAL,D.: Erfahrungen mit ambulanten Operationen. Deutsches Ärzteblatt 1977,74,95

BOWLBY,J.: Mütterliche Zuwendung und geistige Gesundheit.
München 1973 (Kindler). (Engl.:1951:Maternal care
and mental health)

BOWLBY,J.: Trennung - Psychische Schäden als Folge der Trennung
von Mutter und Kind. München 1976 (Kindler). (Engl.:
1973:Separation,anxiety and anger)

BÜHLER,CH. & HETZER,H.: Kleinkindertests, Entwicklungstests
vom 1. - 6. Lebensjahr. Leipzig 1932 (Barth)

BÜTTNER,W. & BREITKOPF,L.: Die Ängste der Mutter und die
Narkoseangst des Kleinkindes - eine empirische Untersuchung.
Vortrag (in Vorbereitung)

CLARKE,A.M. & CLARKE,A.D.B.: Early Experience: Myth and Evidence.
London 1976 (Open Books)

CORMIER,P.P.: Identification of Typologies Derived from Child
Behaviors in the Hospital as Predictors of Psychological
Upset. Journal of Psychiatric Nursing and Mental Health
Services 1979, ,28-35

DOUGLAS,J.W.B.: Early Hospital Admissions and Later Disturbances of Behaviour and Learning. Developmental Medicine and Child Neurology 1975,17,456-480

EICHHORN,S.: Wandel in der Krankenhausorganisation - Aspekte der innerbetrieblichen Versorgungsstruktur. Medizin, Mensch, Gesellschaft 1981,6,148-152

EMDE,R.N. & GAENSBAUER,T.: Modelle über Gefühle beim Kind. In: IMMELMANN,K., BARLOW,G.W., PETRINOVICH,L. & MAIN,M. (Hrsg.): Verhaltensentwicklung bei Mensch und Tier - Das Bielefeld-Projekt. Berlin 1982 (Paul Parey),S.671-692

EMDE,R.N., GAENSBAUER,T.J. & HARMON,R.J.: Emotional expression in infancy - a biobehavioral study. Psychological Issues Monograph Series 1976,10 (No 37)

ENKE,H., ENKE-FERCHLAND,E., MALZAHN,B., POHLMEIER,H., SPEIERER,G.W. & v.TROSCHKE,J.: Lehrbuch der Medizinischen Psychologie. München 1977 (Urban & Schwarzenberg)

EYSENCK,M.W.: Attention and Arousal. Berlin 1982 (Springer)

FRITZ,K.: Möglichkeiten und Ergebnisse einer verkürzten Krankenhausbehandlung in der Kinderchirurgie. Münchener Medizinische Wochenschrift 1975,117,1809-1812

GOSLIN,E.R.: Hospitalization as a Life Crisis for the Preschool Child - A Critical Review. Journal of Community Health 1978,3,321-346

GRANT,V.J.: Pedestrian traffic in a paediatric ward. New Zealand Medical Journal 1983,96,91-93

GROSSMANN,K.: Die Wirkung des Augenöffnens von Neugeborenen auf das Verhalten ihrer Mütter. Geburtshilfe und Frauenheilkunde 1978,38,629-635

GROSSMANN,K.E.: Frühe Entwicklung der Lernfähigkeit in der sozialen Umwelt. In: GROSSMANN,K.E. (Hrsg.): Entwicklung der Lernfähigkeit in der sozialen Umwelt. München 1977 (Kindler), S.145-183

GROSSMANN,K.E.: Die Entwicklung von Beziehungsmustern in der frühen Kindheit. In: LÜER,G. (Hrsg.): Bericht über den 33. Kongreß der Deutschen Gesellschaft für Psychologie in Mainz 1982. Göttingen 1983 (Hogrefe),S.543-550

GROSSMANN,K.E. & GROSSMANN,K.: Eltern-Kind-Beziehung in Bielefeld - Ein vergleichender Forschungsbericht. In: IMMELMANN,K., BARLOW,G.W., PETRINOVICH,L. & MAIN,M. (Hrsg.):Verhaltensentwicklung bei Mensch und Tier - Das Bielefeld-Projekt. Berlin 1982 (Paul Parey), S.794-799

HARNISCH,R., SIMONS,C., KÖHLE,K., HANSEN,S., KAFKA,S., HAAS,R.J.,
BIENZLE,U., DIETERLE,U. & NIETHAMMER,D.: Beobachtungen
zur psychischen Entwicklung von Kindern unter langdauernder
Isolationsbehandlung. Monatsschrift für Kinderheilkunde
1981,129,279-286

HARTMANN,W.: Über die gemeinsame Hospitalisierung von psychisch
kranken Müttern mit ihren Kindern. Psychiatrische
Praxis 1981,8,136-141

HELBIG,D.: Die kinderchirurgische Klinik im Krankenhaus der
Stadt Köln. Kinderarzt 1976,7,1057-1058

HÖPPNER,F.: Ambulantes Operieren im Kindesalter. Monatsschrift
für Kinderheilkunde 1976,124,442-444

HÖPPNER,F. & POHLMANN,E.: Möglichkeiten und Grenzen des
ambulanten Operierens im Kindesalter. Münchener Medizinische
Wochenschrift 1974,116,1219-1224

HOLLENBECK,A.R., SUSMAN,E.J., NANNIS,E.D., STROPE,B.E., HERSH,S.P.,
LEVINE,A.S. & PIZZO,P.A.: Children with serious illness
behavioral correlates of separation and isolation.
Child Psychiatry and Human Development 1980,11,3-11

HOLLMANN,G. & RÖMELT,B.: Ambulante Operationen von Kindern. In:
BIERMANN,G. (Hrsg.): Mutter und Kind im Krankenhaus - Ein
Situationsbericht aus der Bundesrepublik Deutschland.
München 1978 (Ernst Reinhardt),S.93-99

KAGAN,J.: Family experience and the child's development.
American Psychologist 1979,34,886-892

KELLER,H.: Die Einschätzung der Früherfahrung für den
weiteren Entwicklungsverlauf. In: LÜER,G. (Hrsg.): Bericht
über den 33. Kongreß der Deutschen Gesellschaft für
Psychologie in Mainz 1982. Göttingen 1983 (Hogrefe),S.556-563

KELLER,H. & MEYER,H.-J.: Psychologie der frühesten Kindheit.
Stuttgart 1982 (Kohlhammer)

KIELHOFNER,G., BARRIS,R., BAUER,D., SHOESTOCK,B. & WALKER,L.:
A Comparison of Play Behavior in Nonhospitalized and Hospitalized
Children. The American Journal of Occupational Therapy 1983,
37,305-312

KNEIST,W. & SPANGENBERG,B.: Zur Adaptation von Kindern an stationäre Behandlung. Ärztliche Jugendkunde 1979,70,119-126

LEIDERMANN,P.H.: Die soziale Bindung der Mutter zum Kind: Gibt
es eine sensible Phase? In: IMMELMANN,K., BARLOW,G.W., PETRI-
NOVICH,L. & MAIN,M. (Hrsg.): Verhaltensentwicklung bei Mensch
und Tier - Das Bielefeld-Projekt. Berlin 1982 (Paul Parey),
S.566-579

LIPSITT,L.P., KAYE,E.H. & BOSACK,T.N.: Enhancement of neonatal
sucking through reinforcement. Journal of Experimental
Child Psychology 1966,4,163-168

LÖSCHENKOHL,E. & BRANDESKY,G.: Das chirurgisch kranke Kind im
Krankenhaus - Ein kognitives Programm zur Reduktion
von Verhaltensstörungen während des Aufenthaltes und nach
der Entlassung. Zeitschrift für Kinderchirurgie 1982,
37,42-49

MAIN,M.: Sicherheit und Wissen. In: GROSSMANN,K.E. (Hrsg.):
Entwicklung der Lernfähigkeit in der sozialen Umwelt.
München 1977 (Kindler),S.47-96

MAIN,M.: Vermeiden im Dienst von Nähe - Ein Arbeitspapier.
In: IMMELMANN,K., BARLOW,G.W., PETRINOVICH,L. & MAIN,M. (Hrsg.):
Verhaltensentwicklung bei Mensch und Tier - Das Biele-
feld-Projekt. Berlin 1982 (Paul Parey),S.751-793

MASON,E.A.: Hospital and Family Cooperating to Reduce Psychological Trauma. Community Mental Health Journal 1978,14,153-159

MAYER,B.: Die Karriere des Kranken. In: Basler,H.D. u.a.:
Medizinische Psychologie II. Stuttgart 1978 (Kohlhammer)

MEIER,F.: Fördert rooming-in die frühe Mutter-Kind-Beziehung
wirklich? - Eine vergleichende Untersuchung. Medizin Mensch
Gesellschaft 1983,8,138-145

MERTENS,W.: Emotionale Sozialisation. In: HURRELMANN,K. & ULICH,D.
(Hrsg.): Handbuch der Sozialisationsforschung. Weinheim 1980
(Beltz), S.669-691

MEYERS,E.F. & MURAVCHIK,ST.: Anaesthesia Induction Technics
in Pediatric Patients: A Controlled Study in Behavioral Con-
sequences. Anesthesia and Analgesia 1977,56,538-542

MITTAG,O. & JAGENOW,A.: Motive zu Schwangerschaft, Geburt und
Elternschaft - Ergebnisse einer Untersuchung an verhütungs-
willigen Frauen. Psychotherapie, Psychosomatik, Medizinische
Psychologie 1984,34,20-24

MOLL,U.: Das Operationstrauma des Kindes am Beispiel der Mandel-
operation. In: BIERMANN,G. (Hrsg.): Mutter und Kind im Krankenhaus - Ein Situationsbericht aus der Bundesrepublik Deutschland.
München 1978 (Ernst Reinhardt),S.105-114

MÜLLER-SCHÄR,R.: Beobachtungen zur Interaktion zweier sich
fremder Kinder in Anwesenheit ihrer Mütter - und daraus
folgende Aussagen zur Fremdenangst. In: MICHAELIS,W. (Hrsg.):
Bericht über den 32. Kongreß der Deutschen Gesellschaft für
Psychologie in Zürich 1980. Göttingen 1981 (Hogrefe),
S.433-436

NAGERA,H.: Children's Reactions to Hospitalization and Illness.
Child Psychiatry and Human Development 1978,9,3-19

PACHE,H.-D.: Die Erhaltung des Eltern-Kind-Kontaktes beim hospi-
talisierten Kind - 10 Jahre Erfahrungsbericht eines Mutter-Kind-
Krankenhauses. In: BIERMANN,G. (Hrsg.): Mutter und Kind im
Krankenhaus - Ein Situationsbericht aus der Bundesrepublik
Deutschland. München 1978 (Ernst Reinhardt),S.31-40

PARKE,R.D. & SUOMI,S.J.: Die Beziehung zwischen männlichen
Erwachsenen und Kindern - Beobachtungen an menschlichen und
nicht menschlichen Primaten. In: IMMELMANN,K., BARLOW,G.W.,
PETRINOVICH,L. & MAIN,M. (Hrsg.): Verhaltensentwicklung
bei Mensch und Tier - Das Bielefeld-Projekt. Berlin 1982
(Paul Parey),S.800-825

PETRILLO,M. & SANGER,S.: Emotional Care of Hospitalized Children
- An Environmental Approach. Philadelphia 1980 (Lippincott)

PIDGEON,V.: Functions of Preschool Children's Questions in Coping
with Hospitalization. Research in Nursing and Health 1981,
4,229-235

POWAZEK,M., GOFF,J.R., SCHYVING,J. & PAULSON,M.A.: Emotional
reactions of children to isolation in a cancer hospital. Journal
of Pediatrics 1978,92,834-837

QUINTON,D. & RUTTER,M.: Early Hospital Admissions and Later
Disturbances of Behaviour - An Attempted Replication of
Douglas' Findings. Developmental Medicine and Child Neurology
1976,18,447-459

ROBERTSON,J.: Young children in hospitals. London 1970 (Tavistock)

ROBERTSON,B.A.: The Child in Hospital. South African Medical
Journal 1977,51,749-752

RODECK,H.: Reformen im Krankenhaus. In: BIERMANN,G. (Hrsg.):
Mutter und Kind im Krankenhaus - Ein Situationsbericht aus der
Bundesrepublik Deutschland. München 1978 (Ernst Reinhardt),
S.12-14

SAMEROFF,A.J.: The components of sucking in the human newborn.
Journal of Experimental Child Psychology 1968,6,607-623

SAMEROFF,A.J.: Can conditioned responses be established in the
newborn infant: 1971? Developmental Psychology 1971,5,411-442

SCHACHTER,ST. & SINGER,J.E.: Kognitive, soziale und physiolo-
gische Determinanten emotionaler Zustände. In: Strobe,W.
(Hrsg.): Sozialpsychologie I. Darmstadt 1978 (Wissenschaftliche
Buchgesellschaft), S.114-156. (Original engl.: Cognitive,
Social, and Physiological Determinants of Emotional State.
Psychological Review 1962,69,379-399)

SCHMITZ,R.: Affiliationsmotiv, Attraktivität und Peer-Inter-
aktion bei 3 - 6jährigen. In: MICHAELIS,W. (Hrsg.): Bericht
über den 32. Kongreß der Deutschen Gesellschaft für
Psychologie in Zürich 1980. Göttingen 1981 (Hogrefe),
S.430-433

SIMONS,B., BRADSHAW,J. & SILVA,PH.A.: Hospital admissions during the first five years of life: a report from the Dunedin Child Development Study. New Zealand Medical Journal 1980, 91,144-147

SIQUELAND,E.R.: Reinforcement patterns and extinction in human newborns. Journal of Experimental Child Psychology 1966, 3,356-376

SIQUELAND,E.R. & LIPSITT,L.P.: Conditioned head turning behavior in newborns. Journal of Experimental Child Psychology 1966, 3,356-376

SKIPPER,J.K. & LEONARD,U.R.C.: Children, stress and hospitalization: a field experiment. Journal of Health and Social Behavior 1968,4,275-287

SROUFE,L.A.: Socioemotional development. In: OSOFSKY,J.D. (Ed.): Handbook of Infant Development. New York 1979 (Wiley), S. 462-519

STEINGRÜBER,H.J. & PFLUGMACHER,C.: Geburt in der Klinik: Frühe Mutter-Kind-Interaktion und Entwicklung des Kindes. In: BECKMANN,D., DAVIES-OSTERKAMP,S. & SCHEER,J.W. (Hrsg.): Medizinische Psychologie. Berlin 1982 (Springer),S.449-492

STOß,F. & MENARDI,G.: Aussagen stationär aufgenommener Kinder über das Krankenhaus. Pädiatrie und Pädiologie 1980,15,101-107

TROSCHKE,J.v.: Das Kind als Patient im Krankenhaus. München 1974 (Ernst Reinhardt)

VERNON,D., FOLEY,J., SIPOWICZ,R. & SCHULMAN,J.: The psychological responses of children to hospitalization and illness. Springfield 1965 (Charles Thomas)

WATSON,J.S.: Memory and 'contingency analysis' in infant learning. Merrill-Palmer Quarterly 1967,13,55-76

WATSON,J.S.: Kontingenzerfahrung in der Verhaltensentwicklung. In: IMMELMANN,K., BARLOW,G.W., PETRINOVICH,L. & MAIN,M. (Hrsg.): Verhaltensentwicklung bei Mensch und Tier - Das Bielefeld-Projekt. Berlin 1982 (Paul Parey),S.113-119

WEINHOLD.E.E.: Wandel der Organisationsformen in der ambulanten Medizin. Medizin Mensch Gesellschaft 1981,6,142-147

Frage: Muß eigentlich eine psychische Irritation durch Narkose oder
Operation bei Kindern wenn schon dann nur negativ zu bewertende
Folgen haben oder kann eine derartige Belastung nicht auch bei Kindern
zu einem positiven Ergebnis führen?

Antwort: Ich finde diese Frage verwunderlich. Ich finde sie deshalb verwunderlich, weil in den hier zur Diskussion stehenden Fällen (und in vielen anderen
auch) meines Wissens operiert wird, damit das operierte Kind zu einem
späteren Zeitpunkt ein besseres Gesamtbefinden, z.B. eine geringere Einschränkung der körperlichen Bewegungsfreiheit, haben wird als ein Kind mit
gleicher Indikation, das aber nicht operiert wurde. Mit anderen Worten:
Es wird operiert und narkotisiert, weil die Operation im Rahmen einer rationalen
Gesamtbilanz als das kleinere Übel betrachtet wird, bzw. weil alle Beteiligten
(Chirurgen, Anästhesisten, Eltern, etc.) davon überzeugt sind, daß das
Ergebnis der Gesamtbilanz positiv sein wird. Auf einer der spezifisch
anästhesiologischen Sicht übergeordneten Betrachtungsebene (dem Ergebnis der
gesamten Krankenkarriere) kommt man zur Schlußfolgerung, daß ein positives
Ergebnis die Regel ist, bzw. nach bestem Wissen angestrebt wird.

Unterhalb dieser Betrachtungsebene, also z.B. bei der Analyse der psychologischen Begleiterscheinungen der einzelnen Karrierephasen, ergibt sich nach
Durchsicht der Literatur das Fazit, daß in der Mehrheit der Untersuchungen
überhaupt nur nach negativ zu bewertenden Folgen gefragt wurde, bzw. daß
versucht wurde, negative Folgen zu minimieren (Stichwort:"Trauma-Prophylaxe").
Positive Folgen der isolierten Narkose- oder Operationsphase sind meines
Wissens bislang nicht systematisch untersucht worden und folglich auch nicht
publiziert.

Unter forschungsstrategischen Gesichtspunkten fällt mir in diesem Zusammenhang
das Problem auf, daß sich viele Forscher offenbar auf ihren unmittelbaren
Tätigkeitsbereich beschränken und auf ein außerhalb ihres Tätigkeitsbereiches
erhobenes "follow-up" verzichten. Dies hat zur Folge, daß die unmittelbaren
Operationsfolgen z.B. nicht durch das Ergebnis der Gesamtkarriere relativiert
werden können. Als Nebenergebnis dieses methodischen Fehlers ergibt sich
dann das Selbstbild des "Monsters".

Frage: Auch wenige Tage alte Kinder zeigen ein soziales Verhalten.
Ist daher nicht doch zu vermuten, daß auch bei Kindern unter 6 Lebensmonaten Irritationen bei einem stationären Krankenhausaufenthalt auftreten? Wäre es nicht möglich, daß wir Erwachsenen nicht mehr genügend
feine "Antennen" für psychische Alterationen von Säuglingen haben und
deshalb fälschlich vermuten, es gäbe keine Folgen, nur weil wir sie
nicht erkennen?

Antwort: Die hier gestellte Frage ist in meinen Augen aus wissenschaftstheo-
retischen und logischen Gründen höchst problematisch. Es wird nämlich
eine Vermutung geäußert ("Es gibt Irritationen vor 0;6."), die sich
nur verifizieren läßt; diese Aussage läßt sich nicht falsifizieren.
Es wird für den Fall, daß die Verifikation nicht gelingt, ein Übriges getan:
die Verifikation wird als unmöglich dargestellt ("Wir haben keine 'Antennen'.").
Als empirischer Wissenschaftler kann ich mit Aussagen dieser Art ("Es
gibt ..., aber das läßt sich nicht nachweisen!") nichts anfangen.

Im Vorfeld dieses Symposiums habe ich mich verpflichtet, mich streng an die
Empirie zu halten. Die Empirie besagt, daß im Anschluß an stationäre Aufenthalte
von Säuglingen unter 0;6 bislang keine (positiven oder negativen) psychischen
Folgen beobachtet wurden.

Meine Position ist kurzgefaßt folgende: Eine Bedrohung ist nur dann eine
Bedrohung, wenn ich sie als solche erkenne und auf sie nicht adäquat
reagieren kann. In diesem Sinne können bereits Säuglinge bedroht sein,
denn sie können auf eine Bedrohung ihrer körperlichen Integrität, z.B.
durch Hunger oder Durst, nicht selbständig reagieren. Ein Säugling in diesem
Alter ist jedoch nicht in der Lage, eine Bedrohung zu antizipieren, weil
er Signalreize nicht erkennt (erst ab 0;9 wird das Gesicht der Mutter
verläßlich erkannt) und weil er die Bedrohung auch nicht aus seinem
Gedächtnis rekonstruieren kann (erst mit 0;8 weiß er, daß es Dinge außerhalb
seines Blickfeldes gibt, erst dann hat er ein "Gedächtnis").
Mit anderen Worten: Ein Säugling reagiert zwar auf Schmerzen, aber er kann
sich später nicht mehr an diese Schmerzen erinnern und kann auch nicht
die Drohung von Schmerzen (als Folge dieser Erfahrung) antizipieren: "Irritationen"
ohne Folgen! Ähnliches geschieht übrigens beim Erwachsenen, wenn man seine
Gedächtnisfunktion medikamentös beeinflußt, also z.B. die Ausbildung von
Gedächtnisspuren durch Benzoediazepine unterdrückt.

Frage: Sind bereits voroperierte Kinder anders zu behandeln oder ist
ihr Verhalten anders zu deuten?

Antwort: In einer gerade abgeschlossenen Untersuchung konnten Herr BÜTTNER
und ich aufzeigen, daß voroperierte Kinder in der Zeit vor der sedierenden
Prämedikation sich ängstlicher zeigen als Kinder ohne Operation in ihrer
Vorgeschichte. Operationen haben also trotz der Fortschritte in den
letzten 15 Jahren immer noch einen Effekt. Für die Mitarbeiter des Krankenhauses ergibt sich jedoch im Umgang mit Kindern, die wegen einer Voroperation
verängstigt sind, im Prinzip kein anderes Problem als im Umgang mit
Kindern, die aus anderen - meist adhoc nicht festzustellenden - Gründen
verängstigt sind: es geht stets darum, die Konditionierung von Ängsten
weitestgehend zu vermeiden, sei es nun eine Rekonditionierung oder eine
Neukonditionierung. Für die Eltern ergibt sich im Umgang mit ihren Kindern
ebenfalls kein prinzipiell anderes Problem: sie müssen sich nur vergegenwärtigen,
daß rekonditionierte Ängste schwerer zu löschen sind als neukonditionierte.

Frage: Gibt es Unterschiede zwischen deutschen und fremdsprachig auf-
wachsenden Kindern? Es fällt auf, daß gerade bei ausländischen Familien
der stationäre Aufenthalt eher leicht akzeptiert wird.

Antwort: Die von mir zitierte Literatur stammt aus Großbritannien, Australien, Neuseeland, USA, Österreich, der DDR und der BRD; die Befunde stimmen
überein: ein einmaliger Krankenhausaufenthalt bis zu einer Woche hat keine
langfristigen Effekte zur Folge. Alle diese Untersuchungen wurden jedoch
in Ländern durchgeführt, die ich grob dem westeuropäisch-christlichen
Kulturkreis zuordnen würde. Befunde aus anderen Kulturkreisen sind mir
nicht bekannt. Ebenso kenne ich keine empirischen Daten für den Sonderfall
des Krankenhausaufenthaltes eines Kindes aus einer fremdsprachigen Minder-
heit im gleichen Lande (z.B. Mexikaner in den USA, Inder in Großbritannien,
Aborigines in Australien oder Türken in der BRD und in Österreich). Da ich
mich hier und heute strikt an empirischen Daten orientieren will und auf
Spekulationen bewußt verzichte, kann ich die Frage nicht beantworten.

Untersuchung, Aufklärung und Auswahlkriterien zur Narkose

W. Büttner, D. Herberhold

Eine klare Definition des Begriffes "klinisch-ambulantes Operieren bei Kindern" liegt nicht vor. Im allgemeinen Einverständnis wird davon ausgegangen, daß es sich dabei um ein operatives Vorgehen bei Kindern handelt, die am Operationstag ins Krankenhaus kommen und nach erfolgter Operation und abgelaufener Aufwachphase nach der Narkose am selben Tag das Krankenhaus wieder verlassen. Schließen wir uns diesem Verständnis an, so müssen wir gerade bei kinderchirurgischen Eingriffen akzeptieren, daß es sich dabei keineswegs nur um solche Kinder handelt, die von zu Hause kommen und nach dem erwähnten Ablauf wieder in die elterliche Obhut entlassen werden, sondern daß hierzu auch Kinder zählen, die aus zumeist pädiatrischen Krankenhäusern nur zum operativen Eingriff und danach wieder zurückverlegt werden. Es ist in diesem Zusammenhang zu betonen, daß nur in den wenigsten Krankenhäusern sowohl die pädiatrische als auch die betroffene operative Abteilung in demselben Hause untergebracht sind. Es bestehen also zwei Gruppen: eine erste, bei der der Operateur von sich aus die Entscheidung zum ambulanten Operieren von derjenigen Op-Indikation abhängig macht, nach der aus operativer Sicht keine Komplikationen erwartet werden, und eine zweite, bei der bis hin zur offenen Herzoperation mit der Herz-Lungen-Maschine alles erlaubt zu sein scheint.

Chirurgie:	Ophtalmologie:
Herniotomie	Strabismuskorrektur
Orchidolyse und -pexie	Tränengangsondierung
Frenulotomie	Untersuchung in Narkose
Oberflächliche Verletzungen	
Oesophagoscopie und	Otorhinolaryngologie:
Oesophagusbougierung	
Analbougierung	Adenotomie
Rectoscopie und Colonoscopie	Myringotomie
	Fremdkörperentfernung
Urologie:	
	Plastische Chirurgie:
Cystoscopie	
Circumcision	Otoplastik
Meatotomie	Narbenkorrektur
Urethrabougierung	
	Kieferchirurgie:
	Konservierende Operation
	Zahnsanierung

Tabelle 1: Die häufigsten Indikationen für klinisch-ambulantes Operieren bei Kindern

Beschränken wir uns zunächst auf die erste Gruppe.
In der Regel wird die erste Selektion vom Operateur vorgenommen. Dabei wird sich der Operateur von den Kriterien leiten lassen, wie sie LAWRIE 1964 formuliert hat:
1. Es darf nichts geben, das postoperativ Komplikationen auslösen kann.
2. Postoperativ darf keine besondere Fürsorge erforderlich sein, außer der üblichen mütterlichen.
3. Es dürfen postoperativ keine Medikamente erforderlich sein (s. Tab. 1).

Dies schließt alle Kinder aus, die an Mukoviszidose, an Gerinnungsstörungen, an Diabetes, an Leber- oder Nierenfunktionsstörungen oder an Myopathien leiden, während Kinder mit Bronchialasthma, unkomplizierten Herzfehlern, cystischer Fibrose, gut eingestellter Epilepsie, adrenogenitalem Syndrom, zerebraler oder spinaler Lähmung nicht in jedem Falle vom ambulanten Operieren auszuschließen sind

	Intra- operativ	Post- operativ	Total
Ehemalige Frühgeborene n = 33	5	8	13
Normalgeborene n = 38	1	0	1
	p < 0,1	p < 0,001	p < 0,001

Tabelle 2: Inzidenz postoperativ-respiratorischer Komplikationen bei ehemaligen Frühgeborenen und normal geborenen Säuglingen (STEWARD, 1982)

Ein besonderer Fall sind Säuglinge, die als Frühgeborene vor der 38. SSW zur Welt kommen. STEWARD machte darauf aufmerksam, daß bei ehemaligen Frühgeborenen, die innerhalb der ersten 3 Lebensmonate an Leistenhernien operiert wurden, sowohl intra- als auch postoperativ Atemstörungen auftraten, und zwar bis zur 12. postoperativen Stunde (STEWARD 82). Diese Kinder bedürfen einer prae- und postoperativen Amino-Phyllin-Prophylaxe und einer 24stündigen engmaschigen Atemüberwachung. Damit scheiden solche Kinder bis zum Ende des 1. Lebensjahres für ambulante Eingriffe aus

Auch Kinder mit Infekten der oberen Luftwege bedürfen einer Sonderbehandlung. Wie ALAN TAIT u.M. in einer Studie an 3585 Kindern feststellte, traten peroperativ respiratorische Komplikationen bei Kindern mit existenten Infekten der oberen Luftwege zum Zeitpunkt der Operation nicht häufiger auf als bei infektfreien Kindern. Dagegen traten Laryngospasmus, Stridor und verlängerte Atempausen signifikant häufiger auf bei Kindern, die im Zeitraum von 2 Wochen vor der Operation an derartigen Infekten gelitten hatten, zum Operationszeitpunkt aber symptomfrei waren (TAIT 83). Der Grund hierfür besteht

Gruppe I n = 3.350	1,6 %	
Gruppe II n = 122	1,64 %	n. s.
Gruppe III n = 113	5,31 %	$p < 0,05$

Tabelle 3: Anteil an perioperativen respiratorischen Komplikationen bei infektfreien Kindern (Gruppe I), Kindern
mit Infekten der oberen Luftwege zum Zeitpunkt der
Operation (Gruppe II) und symptomfreien Kindern zum
Zeitpunkt der Operation, die jedoch innerhalb 14
Tagen vorher an einem Infekt der oberen Luftwege
litten (Gruppe III). (TAIT u. Mitarb., 1983)

in einer gesteigerten Luftwegsreaktivität im Postinfektions-
zeitraum. Eine infektionsbedingte Epithelzerstörung des Bron-
chialbaumes exponiert und sensibilisiert die schmell anspre-
chenden Bronchialwandrezeptoren gegen inhalierte Agentien und
Fremdkörper, so daß sehr leicht eine über vagale Reflexe ausgelöste Bronchialkonstriktion eintritt (EMPAY 76, McGILL 79).
Als Konsequenz daraus sind Kinder mit Infekten der oberen
Luftwege zum Zeitpunkt des geplanten operativen Eingriffes
nicht grundsätzlich abzulehnen; allerdings ist nach abgelau-
fenem derartigen Infekt der Zeitpunkt der Operation so zu wählen, daß mindestens 4 Wochen nach Abklingen des Infektes vergangen sein müssen.

Ebenso wie die Frage der Praematurität ist auch die Frage nach
dem Zeitpunkt eines abgelaufenen Infektes der oberen Luftwege
nicht in dem Aufklärungs- und Anamnesebogen des deutschen Berufsverbandes enthalten - beides muß gesondert erfragt werden.

Eine Selektion der Kinder nach der ASA-Eingruppierung wird den
Zielen und den möglichen Vorteilen des ambulanten Operierens
nicht immer gerecht. So stellt z. B. gerade bei Kindern mit
komplizierten Herzfehlern der Schutz vor nosokomialen Infek-
tionen mit möglicherweise polyvalent resistenten Hospitalkei-
men einen entscheidenen Vorteil dar, der diesen Kindern nicht
vorenthalten werden sollte. Dazu können durchaus auch Kinder
mit Bronchialasthma, chronisch asthmoider Bronchitis oder mit
Leukämie zählen, deren Eingliederung in das ambulante Operieren sehr sorgfältig und bezogen auf den speziellen Fall erwo-
gen werden sollte.

Die bisher gekannten Selektionskriterien können zu einem sehr
frühen Zeitpunkt angewandt werden, also nicht notwendigerweise
erst am Operationstag. In aller Regel wird hierzu eine Abspra-
che mit dem Operateur möglich sein, wenn das Kind zur ersten
Vorstellung bei ihm erscheint, zumal ja bei diesem Anlaß auch
die anaesthesiebezogene Erstuntersuchung und Aufklärung erfolgen sollten. Problematisch können die organisatorischen Abläu-

Auszuschließen sind Kinder mit:

    Mucoviscidose
    Gerinnungsstörung
    Diabetes
    Leberfunktionsstörung
    Nierenfunktionsstörung
    Myopathien
    ehemalige Frühgeborene bis zum Ende des 1. Lebensjahres,
    wenn pulmonale Komplikationen während der Aufzucht be-
    standen

Der Ausschluß ist zu diskutieren und im Einzelfall zu entscheiden bei Kindern mit:

    Bronchialasthma
    unkomplizierten Herzfehlern
    gut eingestellter Epilepsie
    cerebraler oder spinaler Lämung
    Adrenogenitalem Syndrom

Der Zeitpunkt eines geplanten operativen Eingriffes ist zu
verlegen, wenn nach einem abgelaufenen Infekt der oberen Luftwege nicht mindestens 4 Wochen vergangen sind.

Tabelle 4: Selektionsgründe bei klinisch-ambulantem Operieren
           bei Kindern

fe werden, die mit der Befunderhebung am Operationstag zusam-
menhängen. Sie ergeben sich zum einen aus der Tatsache, daß
zunehmend Kinder von Pädiatern mit abgeschlossener Befunderhebung direkt zum ambulanten Operieren zugewiesen werden, und
zum anderen daraus, daß häufig sehr wenig Zeit vorhanden ist
zwischen dem Eintreffen des Kindes im Krankenhaus und dem vor-
gesehenen Operationszeitpunkt. Beides trifft in besonderem
Maße auf die von auswärtigen Krankenabteilungen zugewiesenen
Kinder zu. Es ergeben sich daraus die Fragen, wie weit sich
der Anaesthesist auf mitgebrachte Befunde verlassen darf. Aus
rechtlicher Sicht muß darauf hingewiesen werden, daß der
Grundsatz der Arbeitsteilung und der Vertrauensgrundsatz als
tragende Prinzipien der Zusammenarbeit von beteiligten Fachge-
bieten anerkannt werden (WEISSAUER 1980). In einer Urteilsbe-
gründung des Bundesgerichtshofes (1980) wurde entschieden, daß
dieser Grundsatz besagt, daß im Interesse eines geordneten Ab-
laufes der Operation sich die dabei beteiligten Fachärzte
grundsätzlich auf die fehlerfreie Mitwirkung des Kollegen aus
einer anderen Fachrichtung verlassen können. Die Praxis lehrt
indessen, daß sich diese fehlerfreie Mitarbeit meist nur auf
die erhobenen und mitgeteilten Befunde beziehen kann, nicht
jedoch auf deren Vollständigkeit. Was nützen dem Anaesthesisten die in gelegentlich tagelangem stationären Aufenthalt erhobenen Normalbefunde von Differentialblutild, Transaminasen,
Kreatinin, EKG und Thoraxröntgenbild bei einem Säugling mit
einer Leistenhernie, wenn so wichtige Kriterien wie Praematurität oder gerade abgelaufener bronchitischer Infekt vorenthalten bleiben? Oder wenn die vor 3 Tagen vom Hausarzt erhobe-

nen Befunde normal sind, das Kind in der Zwischenzeit aber an
einer viralen Darminfektion erkrankt ist? Schon diese Beispiele zeigen, daß der Anaesthesist nicht auf eine sorgfältige und
kompetente Anamnese- und Befunderfassung am Operationstag verzichten kann. Bringt der Patient Befunde mit, so wird die aktuelle Untersuchung immer deutliche Hinweise auf deren Plausi-
bilität ergeben, so daß sie der Anaesthesist im Rahmen des
Vertrauensgrundsatzes voll für die Beurteilung des Anaesthe-
sierisikos verwenden kann (PETER 1980). So gehandhabt, ist
auch gegen die Verlautbarung der Kassenärztlichen Vereinigung
Bayerns aus dem Jahre 1980 nichts einzuwenden, die ja gewisse
Schrittmacherfunktion hat (Bayr. Ärztebl. 1980) (s. Tab. 5).

Diagnose
Frühere Narkosen einschl. evtl. Komplikationen
Frühere oder zur Zeit bestehende sonstige Erkrankungen
Erkrankungen des Herzens und der Gefäße
Erkrankungen der Atmungsorgane
Stoffwechselerkrankungen
Lebererkrankungen
Nierenerkrankungen
Allergien
Andere Erkrankungen:
    Regelmäßige Medikamenteneinnahme
    Nikotin- und Alkoholkonsum
    Gravidität
Aktuelle Befunde: Blutdruck
                                    Puls
                                    Größe/Gewicht
                                    Blutgruppe
                                    Röntgen Thorax
Laboratoriumsuntersuchungen: Hb, HK
                                    Blutzucker
                                    SGPT
                                    Gamma GT
                                    Urinstatus
                                    Kalium
                                    Natrium
                                    Kreatinin
                                    Gerinnungsstatus
EKG in 12 Ableitungen
Bewertungen

Tabelle 5: Empfehlungskatalog der Bayerischen Kassenärztlichen
              Vereinigung von 1980

Es muß jedoch betont werden, daß die darin enthaltenen Empfehlungen zum Umfang der Befunderhebung auf dem Wunsche basiert,
daß das Untersuchungsprogramm der einweisenden Ärzte alle Befunde umfaßt, die der Anaesthesist zur Beurteilung des anaesthesiologischen Risikos im Einzelfall benötigt. Da der ein-
weisende Arzt dieses Risiko nicht abschließend beurteilen
kann, erschien es zweckmäßig, das Untersuchungsprogramm so
weit zu fassen, daß die Befunde auch für die Fälle ausreichen,

in denen ein erhöhtes Risiko besteht. Da diese Empfehlungen auch für niedergelassene Pädiater ausgesprochen wurden und werden, nimmt es nicht wunder, daß sich der Umfang der empfohlenen Befunde nicht mit dem für ambulant zu operierende Kinder effektiv Notwendigen deckt. Vielmehr dürfte er in der Regel viel zu aufwendig sein. Wenn wir hier an die bereits erörterten Selektionskriterien erinnern, dann ist festzuhalten, daß ein ambulantes Operieren bei Kindern vorgenommen werden kann, die gesund und ohne Leistungseinschränkungen sind und die an keiner Begleiterkrankung leiden. Dies ist alleine durch eine sorgfältige Anamnese und eine kompetent durchgeführte Untersuchung feststellbar - mit zwei Ausnahmen:
Da auch aus organisatorischen Gründen eine praeoperative Nüchternzeit nicht immer auf ein Idealmaß beschränkt werden kann, kommt es gerade bei Säuglingen und Kleinkindern mit ihrem erhöhten Stoffwechselumsatz und Wasserdurchgang zu Blutzuckerabfällen, gelegentlich bis in den pathologischen Bereich (JENSEN 1982). Daneben kann bei Säuglingen im ersten Trimenon der physiologische Hb-Abfall ein Ausmaß annehmen, daß der Hb-Wert, wenn nicht in die Operationsindikation, so doch zumindest in die Bestimmung des Operationszeitpunktes eingehen sollte (SIMON 83). Daher empfehlen wir bei Säuglingen und Kleinkindern bis zum Abschluß des 1. Lebensjahres die praeoperative Blutzuckerbestimmung und bei Säuglingen bis zum Ende des vierten Monats die Bestimmung des aktuellen Hb und HK (s. Tab. 6).

1. Sorgfältige Anamnese 2. Kompetente Untersuchung 3. BZ bei Säuglingen und Kleinkindern bis zum Ende des 2. Lebensjahres 4. Hb, HK zusätzlich bei Säuglingen bis zum Ende des 4. Lebensmonats	Tabelle 6: Notwendige Voruntersuchung am Operationstag bei Säuglingen und Kleinkindern, die ambulant operiert werden sollen

Die Frage nach der Transportmöglichkeit bedarf einer besonderen Erörterung, weil sie sich für den Weg in das Krankenhaus als belanglos, für den Weg nach Hause jedoch als gelegentlich nur schwer lösbar herausstellt. Von einem Heimtransport in öffentlichen Verkehrsmitteln ist abzuraten, weil er liegend erfolgen soll und Steh- und Wartezeiten vermieden werden sollen. Ein Liegendtransport macht bis zum 8. Lebensjahr im PWK keine Schwierigkeiten, wenn auf der Rücksitzbank ausreichend Platz vorhanden ist. Im höheren Alter ist wegen der Körpergröße ein liegender Transport auf den Rücksitzen nicht immer möglich; ein Transport auf einem Beifahrersitz aber verstößt gegen die Straßenverkehrsordnung, solange das Kind nicht das 12. Lebensjahr erreicht hat. Daher müssen diese Kinder mit besonderer Aufmerksamkeit bei der Beurteilung ihrer Straßenfähigkeit behandelt werden. Ganz sicher gehören die Erörterungen dieser erst postoperativ auftretenden Probleme schon in das Aufklärungsgespräch zum Zeitpunkt der Entscheidung darüber, ob das Kind ambulant operiert werden soll oder nicht. Dazu gehört auch, daß postoperativ eine kompetente Begleitperson zur Verfügung stehen muß, die nicht gleichzeitig der Fahrer des PKW's

sein darf (STEWARD 1983). Nach der Operation lassen sich diese
Probleme meist nicht mehr zeitgerecht lösen, so saß man bei
Unterlassung der rechtzeitigen Aufklärung zu diesem Punkt
u. U. gezwungen sein kann, ein Kind stationär aufzunehmen -
vermeidbarerweise.

Für die Frage nach den familiären Verhältnissen lassen sich
u. E. keine praktikablen Kriterien aufstellen, weil sie in aller Regel nicht überprüfbar sind. Das bringt den Operateur und
den Anaesthesisten in die mißliche Lage, nach allgemeiner Le-
benserfahrung zu urteilen - was immer das auch sei - und mit
allen Möglichkeiten, sich zu irren. In noch relevanterem Maße
trifft dies auch zu auf die Frage nach der Kompetenz dessen,
der zu Hause die postoperative Fürsorge übernimmt, meist der
Mutter; denn es muß als notwendig vorausgesetzt werden, daß
die Mutter die Erläuterungen über den prae- und postoperativen
Ablauf versteht, einsieht und zuverlässig befolgt. Bleibt diese Forderung uneingeschränkt bestehen, so ist zweifelhaft, ob
es überhaupt mit unserer Sorgfaltspflicht vereinbar ist, daß
Kinder ambulant operiert werden; denn ob das notwendige Maß
an Einsicht, Verständnis und Sorgfalt vorhanden ist, können
wir nicht zweifelsfrei erfassen. Jeder Versuch hierzu muß aus
Mangel an Maßkriterien scheitern, es sei denn, man versteigt
sich in die Forderung nach dem Nachweis eines abgeschlossenen
Abiturs oder einer Berufsausbildung, eines guten Leumunds und
dem Nachweis geordneter häuslicher Verhältnisse. Eine Hilfe
in diesem Dilemma besteht darin, daß die Eltern neben der Er-
klärung der Anaesthesie und deren Risiko ausführlich über die
prae- und postoperative Phase und ihre Komplikation aufgeklärt
werden. Das betrifft die Begründung der Nüchternzeit, die Beschreibung der möglichen postanaesthesiologischen Störungen
von Zirkulation, Atmung, Magen-Darm- und Blasenfunktion. Hierzu reichen die Hinweise für ambulante Eingriffe im Aufklä-
rungs- und Anamnesebogen für Kinder in der vom Berufsverband
empfohlenen Fassung nicht aus. Es besteht jedoch kein Zweifel,
daß auch eine korrekt durchgeführte Aufklärung nicht vor man-
gelndem Verständnis, vor Vergeßlichkeit und Unachtsamkeit von
seiten der Eltern schützt. Gegenüber einem stationär versorgten Kind erhöht sich dadurch das Sicherheitsrisiko, und wir
vermögen uns nicht vorzustellen, welcher Wert in einem möglichen Rechtsstreit dieser Tatsache zugesprochen wird, selbst
wenn sie durch den ausdrücklichen Wunsch der Erziehungsberechtigten hervorgerufen ist.

Diese Unsicherheit nimmt erheblich zu, wenn wir es mit fremdsprachigen Eltern und Kindern zu tun haben. Es gibt daher
nicht wenige Anaesthesisten, die die Narkose für einen ambulanten Eingriff bei einem Kind fremdsprachiger Eltern ablehn-
nen. Wir können uns dem nicht anschließen, weil u. E. auch
ausländischen Eltern die Tatsache ihrer Verständigungsschwie-
rigkeiten bekannt ist und sie auch ihrerseits Sorge zu tragen
haben, diese Schwierigkeiten gegebenenfalls unter Hinzuziehung
von Bekannten oder Übersetzungshilfen zu verringern, ebenso
wie dies von unserer Seite geschieht. Es verbleibt sicherlich
trotzdem eine größere Unsicherheit im Vergleich mit deutsch-
sprachigen Eltern. Sie kann jedoch nicht dazu führen, diesen
Kindern die unbestreibar möglichen Vorteile des ambulanten
Operierens grundsätzlich vorzuenthalten.

Die erste wichtige Maßnahme zur Vorbereitung der Anaesthesie
ist die Einhaltung der Nahrungskarenz. Abweichend von älteren
Empfehlungen (LANDAUER 1980) wird es heute nach den Ergebnissen von Frau KRAUSS (1981) für ausreichend erachtet, wenn die
letzte Mahlzeit aus klarer Flüssigkeit, bei Säuglingen aus
gezuckertem Tee besteht. Frau KRAUSS konnte nachweisen, daß
bei Säuglingen 4 Stunden nach oraler Gabe von 10%iger Glucose-
lösung in der Menge der altersentsprechenden Mahlzeit die im
Magen verbleibende Restmenge zwischen 0 und 4 % betrug (s.
Tab. 7).

Restmenge in %	0,5 - 31	0,99		
pH	1 - 4	1 - 4	2 - 6	
nach	2 Stunden	4 Stunden	6 Stunden	

Tabelle 7: Verbleibende Restmenge nach oraler Gabe von 10%iger
Glucose in der Menge der altersentsprechenden Mahlzeit bei Säuglingen

Um den Blutzuckerspiegel nicht zu weit absinken zu lassen, ist
es sinnvoll, bei Kindern unter 4 Jahren eine derartige Trink-
menge bis 4 Stunden vor Narkosebeginn zuzulassen und nur bei
Kindern über 4 Jahren eine Nahrungskarenz über die ganze praeoperative Nacht einzuhalten (JENSEN 82). Wir haben immer
mit einem stark sauren Mageninhalt zu rechnen (s. Tab. 8).

pH	2,45	4,0	5,0	3,0
ml/kg	0,74	0,56	0,21	0,29
Zeit nach Cimetidine Applikation in min	60-90	90-120	120-180	180-240

Tabelle 8: pH und Menge des Magensaftes bei Kindern nach
Cimetidine (n. YILDIZ et al., 1984)

Ohne Zweifel kann der pH angehoben und die Sekretmenge verringert werden, wenn 120-180 Minuten vor Narkosebeginn oral Cimetidine verabreicht wird (YILDIZ 84, GOUDSOUZIAN 81). Aus zwei
Gründen lehnen wir aber die Gabe von Cimetidine bei ambulant
zu operierenden Kindern ab: Wir halten es für inpraktikabel,
Kindern, die früh morgens zur baldigen Operation in das Krankenhaus kommen, die notwendigen 2-3 Stunden vor Narkosebeginn
oral Cimetidine zuzuführen, u. a. auch im Hinblick auf die Er-
klärungsschwierigkeiten den Eltern gegenüber, die für das Einhalten der Nahrungskarenz mit verantwortlich gemacht werden.
Wichtiger jedoch ist, daß bisher kein Nachweis geliefert wurde, daß eine praenarkotische Cimetidine-Gabe bei Kindern die
Inzidenz oder die Schwere einer Aspirationspneumonie effektiv
senkt.

Wir schlagen daher vor, den Aufklärungs- und Anamnesebogen
"Kinder", wie er vom Berufsverband Deutscher Anaesthesisten
e. V. im Einvernehmen mit der DGAI empfohlen ist, bei ambulant
zu operierenden Kindern um die Frage nach der Praematurität
und nach dem Zeitpunkt eines möglichen Infektes der oberen
Luftwege zu ergänzen (s. Tab. 9). Darüberhinaus schlagen wir
vor, die Mitteilungen über Nahrungskarenz und Transportprobleme den Eltern bei der Erstuntersuchung in schriftlicher Form
mitzugeben (s. Tab. 10).

---

1) Ist Ihr Kind zu früh geboren worden?

   ja   nein

   Wenn ja, in welcher Schwangerschaftswoche?   _____

              (oder: wieviel Wochen zu früh?   _____

2) Ist Ihr Kind nach der Geburt künstlich beatmet worden?

   ja   nein

3) Hat Ihr Kind innerhalb der letzten 4 Wochen einen Infekt

   der oberen Luftwege (z. B. Husten oder fieberhafte Erkäl-

   tung) durchgemacht?

   ja   nein

Tabelle 9:

Ergänzung zum Aufklärungs- und Anamnesbogen   K i n d e r ,
empfohlen vom Berufsverband Deutscher Anästhesisten e. V.
im Einvernehmen mit der DGAI

Gerade von Anaesthesisten, die viel mit Kindern umgehen, wird
häufig erwähnt, daß bei geschicktem Verhalten des Anaesthesisten kaum ein Kind einer Praemedikation bedarf (KAY 82). Als
Beleg hierfür könnte man die Ergebnisse von BEEBY (80) anfüh-
ren, der nur mit Atropin durchaus ähnlich gute Praemedikati-
onsergebnisse erzielt hat wie andere Autoren mit z. T. sehr
potenten Neuroleptika und Sedativa. Hier offenbart sich jedoch
ein gedanklicher Fehlschluß: Es geht nicht nur darum, möglichst viele Kinder in einen Zustand verringerter Ängstlichkeit vor der Narkose und Operation zu versetzen, vielmehr besteht das Kernproblem darin, gerade bei den Kindern die Ängste
zu reduzieren, die trotz aller Bemühungen im äußeren Ablauf
und trotz aller Geschicklichkeit von beteiligten Schwestern
und Ärzten unruhig, wehrig oder gar in Panik sind (BÜTTNER
82). Dabei hilft eine Praemedikation. Wie sehr sie helfen
kann, zeigen die Ergebnisse von SIGURDSSON (82): Abhängig von
der Art der Praemedikation mit Diazepam, Morphin und Hyosin
waren ACTH- und Cortisol-Spiegel sowohl prae- als auch intra-
und postoperativ signifikant niedriger als nach Praemedikation
mit Diazepam und Atropin allein (s. Tab. 11 und 12).

Mitteilung vor der Operation

Liebe Mutter, lieber Vater,

Ihr Kind soll wegen eines operativen Eingriffes eine Narkose erhalten. Dabei können Sie Ihrem Kind und uns helfen.

Sie sollten Ihrem Kind erklären, warum es ins Krankenhaus gebracht wird. Dort wird ihm vielleicht eine Schwester in den Finger stechen, um einen Tropfen Blut für eine Untersuchung zu erhalten. Später wird es ein Medikament bekommen, damit es leichter einschläft. Danach wird es in seinem Bett von einer Schwester zu dem Raum gebracht, in dem mit der Narkose begonnen wird.

Nach der Operation wird Ihr Kind in seinem Bett wieder aufwachen.

Am Tag vor der Operation darf Ihr Kind zu Abend essen und trinken. Ist es jünger als vier Jahre, darf es gesüßten Tee, Apfelsaft oder Wasser trinken, aber nur bis 4 Stunden vor der Ankunft im Krankenhaus. Keineswegs darf es Milch oder andere Fruchtsäfte trinken.

Sie sollten Ihr Kind nach der Operation zu zweit abholen; denn Sie sollten sich nicht gleichzeitig um Ihr Kind und das Autofahren kümmern.

Tabelle 10: Vorschlag einer schriftlichen Mitteilung an die Eltern, die praeoperativ auszuhändigen ist

---

ACTH-Plasmakonzentrationen vor, während und nach Narkosen zu Adenoidectomien bei Kindern

Diazepem und Atropin	$40,7 \pm 6,5$ ng/l	$352,9 \pm 46,5$ ng/l
Diazepam, Morphin, Hyoscin	$12,1 \pm 2,0$ ng/l	$82,1 \pm 17,3$ ng/l
	bei Narkoseeinleitung	nach Narkoseausleitung

Der Unterschied war mit $p < 0,01$ bzw. $p < 0,001$ hochsignifikant (nach SIGURDSSON et al., 1982)

Tabelle 11: Der Einfluß der Praemedikation bei Kindern auf die ACTH-Plasmakonzentration im operativen Ablauf

Cortisol-Plasmakonzentration vor, während und
nach Narkosen zu Adenoidectomien bei Kindern

Diazepam und Atropin	235,7 $\pm$ 36,1 mmol/l	655,7 $\pm$ 18,4 mmol/l
Diazepam, Morphin, Hyoscin	121,4 $\pm$ 15,2 mmol/l	427,9 $\pm$ 63,3 mmol/l

Der Unterschied war mit p 0,01 signifikant (nach SIGURDSSON
et al., 1982)

Tabelle 12: Der Einfluß der Praemedikation bei Kindern auf die
Cortisol-Plasmakonzentration im operativen Ablauf

Dies beweist, daß die Praemedikation bei Kindern einen Einfluß
auf die Streßentstehung und -verarbeitung hat, und es ist
nicht einzusehen, daß sie ambulant zu operierenden Kindern
vorenthalten wird. Dabei ist festzuhalten, daß die Praemedikation natürlich nur ein Instrument in dem Septett von familiä-
rer Umgebung, organisatorischem Ablauf, ärztlichem Einfüh-
lungsvermögen, räumlichen Verhältnissen, Praemedikation, Narkose und postoperativem Befinden ist. Weil aber gerade beim
ambulanten Operieren als erstes Ziel genannt wird, die immer
vorhandene emotionale Belastung für das Kind zu reduzierten,
sollte auf dieses Instrument nicht sorglos verzichtet werden.

Als Tauglichkeitskriterien für die Praemedikation für das ambulante Operieren müssen gelten:

1. Sie muß eine bei Kindern nachweislich sichere anxiolytische
   oder schlafinduzierende Wirkung haben.
2. Sie darf keine cholinergen Effekte provozieren.
3. Sie sollte keine klinisch relevante Wirkung auf Kreislauf-
   und Atemregulation bis in den Zeitraum nach der Entlassung
   aus dem Krankenhaus besitzen, erst recht nicht in Kombination mit Narkotika.
4. Zwischen Praemedikationsgabe und Übernahme in die ärztlich
   überwachte Phase des Narkosebeginns dürfen nachweislich
   keine zirkulatorischen oder respiratorischen Störungen auftreten.
5. Ihre Applikation darf keine größere emotionale Belastung
   darstellen als eine Narkoseeinleitung.

Diese Kriterien schränken die Vielzahl der grundsätzlich zur
Verfügung stehenden Medikamente ein auf das Chloroproxithen,
und mit Einschränkung auf die Benzodiazepine, Barbiturate,
Rohypnol und auf Ketamine, wenn Applikationsart und Dosierung
berücksichtigen, daß nur die o. gen. Effekte angestrebt sind.
Zur Zeit existiert kein Nachweis, wie weit bei Kindern mit den
genannten Medikamenten eine Anxiolyse erfolgt. Daher können
die Ergebnisse bei Erwachsenen hierzu nur als Hinweise dienen.
Es besteht daher die Notwendigkeit, noch andere Kriterien bei
der Wahl der Praemedikation zu erörtern. Sie sind in den äußeren Umständen des Krankenhauses und den daraus resultierenden

organisatorischen Abläufen zu finden. Dabei wird deutlich, daß
Praemedikation und Narkoseeinleitung nicht getrennt voneinander zu beurteilen sind - gerade beim ambulanten Operieren.
Dies stellt sich in den folgenden Fragen dar:

1. Wieviel Zeit ist vorhanden zwischen Aufnahme des Kindes und
   geplantem Eingriff, und wie genau läßt sich dessen Beginn
   tatsächlich einhalten?
2. Steht ein Raum zur Verfügung, in dem im Beisein der Mutter
   oder beider Elternteile die Narkose eingeleitet werden
   kann?
3. Ist die ärztliche Personalsituation so beschaffen, daß eine
   Narkoseeinleitung auch außerhalb des Op-Bereiches erfolgen
   kann?
4. Wie alt ist das Kind?

Je nach der Antwort wird man entscheiden können, ob z. B. ein
Kind überhaupt oral praemediziert werden kann, ob die notwendige Zeit bis zum gewünschten Wirkungseintritt abgewartet werden kann - beim Rohypnol z. B. 60-120 Minuten - oder ob unter
bewußtem Verzicht auf die Praemedikation die rectale Narkoseeinleitung im Beisein der Mutter mit Brevimythal erfolgen
kann.

Die Frage nach dem Alter hat einen doppelten Hintergrund: Zum
einen muß die Praemedikation wie jede Medikamentengabe beim
Kind die unterschiedlichen Verhältnisse von Körpergewicht und
Körperoberfläche, von extra- und intrazellulärem Wassergehalt
sowie Enzymaktivitäten und Kapazität von Abbau- und Ausscheidungsorganen berücksichtigen. Zum anderen besitzen die potenten Sedativa, Anxiolytika und Narkotika ein bestimmtes Wirkprofil, das in jedem Alter unterschiedlich sein kann. Sie ergibt z. B. eine Dosis von 2,5 mg Ketamin pro kg Körpergewicht
in den verschiedenen Altersstufen einen unterschiedlichen Sedierungsgrad, genauso wie motorische Unruhe die Abwehr bei
Narkosebeginn und der Nystagmus ein altersabhängiges Ausmaß
zeigen (BÜTTNER 82) (s. Abb. 1-4).

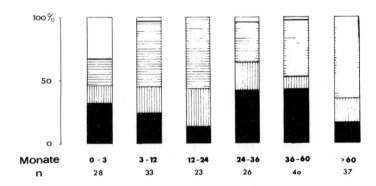

Abbildung 1: Sedierungsgrad in Abhängigkeit vom Alter nach
             Gabe von Ketamine 2,5 mg/kg KG i.m.

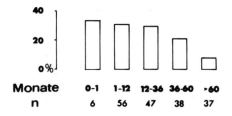

Abbildung 2: Motorische Unruhe in Abhängigkeit vom Alter nach Ketamine 2,5 mg/kg KG i.m.

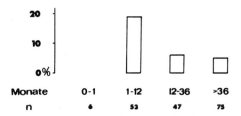

Abbildung 3: Abwehr bei Narkosebeginn in Abhängigkeit vom Alter nach Ketamine 2,5 mg/kg KG i.m.

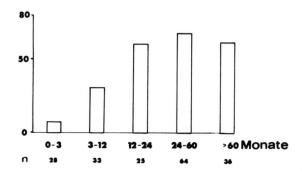

Abbildung 4: Nystagmus in Abhängigkeit vom Alter nach Ketamine 2,5 mg/kg KG i.m.

Bedauerlicherweise bestehen große Kenntnislücken über das
Wirkprofil bei Benzodiazepinen bei Kindern, so daß nur indirekt auf ihren Wert bei der Praemedikation von Säuglingen und
Kleinkindern geschlossen werden kann. Ohne Frage könnten sonst
die Möglichkeiten der Benzodiazepine besser genutzt werden,
zumal das Diazepam jetzt in einer galenischen Zubereitung vor-
liegt, die seine Verwendung in der Praemedikation von Kindern
nahelegt. Es handelt sich dabei um die Zubereitung mit flüssi-
ger Trägersubstanz aus einer Mischung von Wasser, Alkohol und
Propylenglykol und einer hohen Konzentration von Diazepam.
Dies ermöglicht eine rasche Aufnahme über das Rectum, da dessen Mucose mit Wasser bedeckt ist. Da nun die erwähnte Zubereitung kein Trägermittel auf Fettbasis enthält, kommt es zum
sehr raschen Übertritt des Diazepams in den Blutstrom (s. Abb.
5).

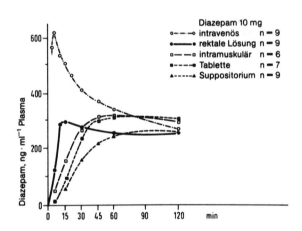

Abbildung 5: Plasma-Konzentrationskurven von Diazepam nach
unterschiedlicher Administration bei gesunden
Freiwilligen (n = 9) (MOOLENAAR et al. 1980)

Da außerdem Diazepam keinem sehr ausgeprägten first-pass-Ef-
fekt unterliegt, kann diese Form ohne Beachtung der venösen
Abflußbahn aus den V. haemoirrhoidales inferiores und superi-
ores verwendet werden. De facto wirkt das so zugeführte Diazepam schneller als intramuskulär verabreichtes. Da die anxiolytische Wirkung des Diazepam auch oder gerade bei Kindern unbestritten ist, erfüllt es in der beschriebenen Zubereitung gut
die Voraussetzungen für eine schonende Praemedikation für
Säuglinge und Kleinkinder.

An der Notwendigkeit, in der Praemedikation oder zur Narkoseeinleitung Anticholinergica einzusetzen, besteht für uns kein
Zweifel. Es ergeben sich dabei keine Probleme bei der Anwendung beim ambulant zu operierenden Kind, so daß auf eine aus-
führliche Erörterung verzichtet werden kann. Anders jedoch ist
es bei der Wahl der Einleitungs- und Unterhaltungsnarkotika.
Bei ihnen spielen Wirkungsdauer und Nebenwirkung eine entscheidende Rolle, mehr noch als die Steuerbarkeit. Dabei ist
zu berücksichtigen, daß die durchschnittliche Anaesthesiedauer
bei ambulanten Eingriffen zwischen 30 und 40 Minuten liegt,
häufig jedoch weit darunter. Diese Kriterien werden in den
folgenden Referaten ausführlich besprochen. Daneben gibt es
noch einen besonderen Gesichtspunkt, der damit zusammenhängt,
daß gerade beim ambulant zu versorgenden Kind seine Reaktionen
auf den Ablauf bis zum Narkosebeginn nicht sicher vorhergesagt
werden können. Das Maß von Ängstlichkeit und Abwehr fällt oft
sehr unterschiedlich aus, so daß die Flexibilität in der Art
der Narkoseeinleitung einen besonderen Stellenwert hat. Zwei-
felsohne sind dabei die Inhalationsanaesthetika von Vorteil,
weil sie sich für die Einleitung als auch für die Unterhaltung
gleich gut verwenden lassen, andererseits aber auch mit jedem
i.v.-anzuwendenden Einleitungsnarkotikum kombinierbar sind.
Bei der Diskussion, ob dabei dem Halothane oder dem Ethrane
der Vorzug zu geben ist, muß bemerkt werden, daß die Vorteile
des Ethrane schon ausgeprägt sein müssen, wenn man den doppelten Mengenverbrauch und die dreifachen Kosten bedenkt. Die
kürzere Aufwachphase allein genügt u. E. dazu nicht; wir halten sie in der täglichen Praxis eher für irrelevant. Auch
sprechen die nicht immer zu vermeidenden Krampfpotentiale und
die ausgeprägten Blutdrucksenkungen gegen das Ethrane.
Schließlich sollen die in der frühen Aufwachphase ausgeprägten
Atemstörungen nach Enflurane im Vergleich zu Halothane nicht
unerwähnt bleiben (LINDGREN 1981). Letztlich eröffnet dies jedoch eine Diskussion, die nicht nur auf ambulant zu operierende Kinder bezogen bleibt.

Wir haben zu Anfang die Gruppe der Kinder erwähnt, die aus anderen Krankenhäusern oder aus räumlich weit entfernten Abteilungen nur zur Operation überwiesen werden. Es handelt sich
dabei um Kinder, die prae- und postoperativ immer voll ärztlich und pflegerich versorgt sind. Bei ihnen bestehen daher
keine Sicherheitsrisiken durch mangelnde Aufsicht; aber es bestehen erhebliche Transportprobleme, sowohl was die Begleitung
durch Ärzte, als auch was die Aufrechterhaltung der Homöostase
betrifft. Transportüberwachung und Einhaltung bewährter Ernäh-
rungs- oder Infusionspläne machen auf dem Transport der meist
schwer erkrankten Kinder solche Schwierigkeiten, daß ernsthaft
zu erörtern ist, ob ein Transport direkt in den Narkoseeinlei-
tungsraum akzeptiert werden kann und ob nicht gefordert werden
muß, daß immer ein kompetenter Arzt mit speziellen Kenntnissen
das Einzelkind betreffend die Begleitung übernimmt, oder ob
ein längerer Transport prae- und postoperativ überhaupt zuläs-
sig ist. Hier sind Pädiater, Kinderchirurgen und Anaesthesisten gleichermaßen gefordert und sollten das Problem gemeinsam
erörtern.

46

1. Ärztliche Untersuchung vor Operation und Anästhesie.
    Verlautbarung der kassenärztlichen Vereinigung Bayerns
    Bayer. Ärzteblatt 4: 342-346, 1980

2. BEEBY, D.G., MORGAN HUGHES, J.O.:
    Behaviour of unsedated children in the Anaesthetic Room
    Br. J. Anaesth. 52: 279-281, 1980

3. BÜTTNER, W.:
    Grundlagen der Verwendung von Ketamine in der Praemedika-
    tion von Säuglingen und Kleinkindern
    3. Symposium über Anästhesie-, Reanimations- und Inten-
    sivbehandlungsprobleme
    06.02.-13.02. Zürs, Österreich

4. BÜTTNER, W., ARLT, E.:
    Geeignete Praemedikation von Kindern: eine Suche in fal-
    scher Richtung?
    31. Tagung der Süddeutschen Kinderärzte
    08.05.-09.05.1982, Würzburg, Vortrag 1139
    Kinderchirurgisch-kinderanaesthesiologisch-intensivmedi-
    zinisches Symposium

5. Bundesgerichtshof, Urteil vom 02.10.1979, 1 STR 440/1979

6. EMPEY, D.W., LAITINAN, L.A., JACOBS, L., GOLD, L.M.,
    NADEL, J.A.:
    Mechanismus of Bronchial Hyperreactivity in Normal Sub-
    jects after Respiratory Tract Infection
    Amer. Rev. Resp. Disease 113: 131-139, 1976

7. GOUDSOUZIAN, N., COTI, Ch.J., ZEKY, M.P., DEDRICK, D.F.:
    Dose-Response Effects of oral Cimetidine on Gastric pH
    and volume in children
    Anesthesiology 55: 533-536, 1981

8. IMSEN, B.H., WERNBERG, M., ANDERSEN, M.:
    Preoperative Starvation and Blood Glucose Concentrations
    in Children undergoing Inpatient and Outpatient Anesthe-
    sia
    Br. J. Anaesth. 54: 1071-1074, 1982

9. KAY, B.:
    Premedication for pediatric day-care surgery
    Canadian Anaesthetists Society Journal 29: 80, 1982

10. KRAUSS, G.B.:
    Untersuchung zur präoperativen Flüssigkeitskarenz bei
    Säuglingen
    Anaesth. Intensiv. Notfallmed. 16: 103, 1981

11. LANDAUER, B.:
    Die Ambulanznarkose: Möglichkeiten und Grenzen aus anä-
    sthesiologischer Sicht
    Dtsch. Ärzteblatt 77: 193-200, 1980

12. LAWRIE, R.:
Operating on children as day-cases
Lancet 2: 1289-1291, 1964

13. LINDGREN, L.:
Comparison of Halothane and Enflurane Anaesthesia for
Otolaryngological Surgery in Children
Br. J. Anaesth. 53: 537-544, 1981

14. MC GILL, W.A., COOELER, L.A., EPSTEIN, B.S.:
Subacute upper respiratory infection in small children
Anesth. Analg. 58: 331-333, 1979

15. MOOLENAAR, F., BAKKER, S., WISSER, J., HUIZUIGA, T.:
Biopharmacenties of Rectal Administration of Drugs in
Man. Comperative Biopharmaceuties of Diazepam after
Single Rectal, Oral, Intramuscular and Intravenous Admi-
nistration in Man
Int. J. Pharamacenties 5: 127-137, 1980

16. PETER, W., WEISSAUER, W.:
Präanästhesiologische Befunderhebung durch niedergelas-
sene Ärzte
Anaesth. Intensivmed. 6: 126, 1980

17. SIGURDSSON, G., LINDAHL, S., NORDIN, N.:
Influence of Premedication on Plasma ACTH and Cortisol
Concentrations in Children During Adenoidectomy
Br. J. Anaesth. 54: 1075-1080, 1982

18. SIMONS, F.:
Voruntersuchungen und Vorbereitungen für die Anaesthesie
bei Säuglingen und Kleinkindern
Anaesth. Intensivmed. 24: 343-347, 1983

19. STEWARD, D.J.:
Preterm Infants are more prone to Complications Following
Minor Surgery Than are Term Infants
Anesthesiology 56: 304-306, 1982

20. STEWARD, D.J.:
Anaesthesia for Paediatric Out-Patient Surgery
Anaesth. Intensivmed. 157: 42-46, 1983

21. TAIT, A.R., KETCHAM, Th.R., KLEIN, M.J., KNIGHT, P.R.:
Perioperative Respiratory Complications in Patients with
upper Respiratory Tract Infections
Anestesiology 59: 433, 1983

22. WEISSAUER,W.:
Die interdisziplinäre Arbeitsteilung und der Vertrauens-
grundsatz in der Rechtsprechung des Bundesgerichtshofes
Anaesth. Intensivmed. 4: 97-99, 1980

23. YILDIZ, F., TRYBA, M., KÜHN, K., HANSDÖRFER, J.:
Reduction of Gastric Acid secretion
Anaesthesia 39: 314-319, 1984

Frage: Wie lange darf die Transportzeit sein?

Antwort:Es gibt hierzu keine Untersuchungen und daher keine
begründbare Antwort. Einige Anaesthesisten halten
sich daran, daß ein Transport zwischen zu Hause und
dem Krankenhaus nicht länger als eine Stunde dauern
soll. Eine Begründung hierfür fehlt jedoch. Vermutlich ist dies ein empirischer Wert, der von den operativen Komplikationsmöglichkeiten hergeleitet ist.
Aus anaesthesiologischer Sicht kann eine Transport-
dauer von 1o Minuten schon zu lang sein, wenn respiratorische Probleme auftreten. Hier muß festgehal-
ten werden, daß Kinder postoperativ erst nach Hause
entlassen werden können, wenn nach menschlichem Er-
messen keine respiratorischen Komplikationen zu erwarten sind. Daher kann die Frage für jeden Einzelfall nur lauten: Darf das Kind entlassen werden?
und nicht: Wie weit entfernt wohnt es?

Frage: Kann ab dem 6. Lebensmonat in der ASA-Risikogruppe I
und II tatsächlich auf jede praeoperative Laboruntersuchung verzichtet werden?

Antwort: Es ist noch einmal ausdrücklich festzuhalten, daß
eine komplette Anamnese und eine kompetente Untersuchung immer die zweifelsfreie Einordnung in die
Risikogruppen erlauben. Steht die Risikogruppe I oder
II fest, so gibt es keinerlei rationale Begründung,
im Kindesalter praeoperativ routinemäßig ein kleines
Blutbild zu verlangen. Es mag als Rarität den Fall
einer Virusinfektion geben, die anhand einer Leuko-
penie vermutet werden kann; ein derartiger, extrem
seltener Fall ist unseres Ermessens aber nicht Grund
genug für eine routinemäßige Laboruntersuchung bei
allen ambulant zu operierenden Kindern. Es bleibt
jedem überlassen, trotzdem daran festzuhalten. Dabei
sollte jedoch jedem bewußt sein, daß häufig die La-
borwerte erst nach der Narkoseeinleitung zur Verfügung stehen, so daß die empirische Verhaltensweise
die theoretischen Forderungen ad adsurdum führt.

Ganz anders ist natürlich die Frage zu beantworten,
wenn - wie z.B. bei der Adenotomie - mit einer intra-
oder postoperativen Blutung zu rechnen ist. In derartigen Fällen ist die praeoperative Befunderhebung
von Hb, Hk und Gerinnungsdaten obligatorisch, ebenso
bei Kindern nach Durchfall oder Erbrechen auch Elek-
trolytbestimmungen selbstverständlich sind.

Frage: Ist die Nahrungskarenz in jedem Falle über die
          praeoperative Nacht einzuhalten?

Antwort: Nein, im Gegenteil sollte gerade im Säuglingsalter
          darauf geachtet werden, daß die nächtliche Mahlzeit,
          bestehend aus gesüßtem Tee, in jedem Falle gegeben
          wird. Eine Nahrungskarenz von 4 Stunden ist aus-
          reichend. Bei längerer Dauer kommt es beim Säugling
          gelegentlich zu einem ausgeprägten Blutzuckerabfall.

Frage: Sind Kinder mit einer Eingruppierung in der ASA-Skala
          von mehr als II nicht grundsätzlich vom ambulanten
          Operieren auszuschließen?

Antwort: Dies empfehlen die DGAI und der BDA gemeinsam in den
          Entschließungen über die Voraussetzungen zur Durch-
          führung ambulanter Anaesthesieverfahren. Es gibt je-
          doch gerade bei Kleinkindern Fälle, bei denen es rat-
          sam ist, von dieser Empfehlung abzuweichen. Dazu ge-
          hören z.B. die sehr infektionsgefährdeten Kinder mit
          angeborenen, nicht korrigierten Herzfehlern, cerebral
          geschädigte Kinder, Kinder mit Leukämie oder auch mit
          hochgradigem Asthma bronchiale. Für diese Kinder kann
          es von entscheidenem Vorteil sein, wenn sie vor häufi-
          gem Kontakt mit Klinikpersonal und Patienten bewahrt
          werden können. Natürlich gehören dazu auch räumliche
          und organisatorische Voraussetzungen, die zu einer
          definitiven Trennung von ambulanten und stationären
          Kindern führen; anderenfalls ist die Kontaminations-
          gefahr bei einem ambulant operierten Kind dem eines

stationären gleichzusetzen. Bei Asthma- und Tumor-
kindern spielen u.U. zusätzlich noch einige psychische Belastungsfaktoren eine Rolle, so daß unseres
Ermessens eine grundsätzliche Exklusivität für Kinder ASA-Gruppe I - II bei ambulantem Operieren nicht
besteht.

Frage: Welcher zeitliche Abstand ist zwischen Impfungen und
           Wahleingriffen einzuhalten?

Antwort: Im Falle einer Lebendimpfung 4 - 6 Wochen, nach einer
           Totimpfung 2 - 3 Wochen. Es gibt hier für zwei Gründe:
           Zum einen kann es durch einen operativen Eingriff aus-
           gelöst zu einer überschießenden Reaktion bei Lebend-
           impfstoffen kommen, zum anderen kann die veränderte
           perioperative Reaktionslage das Angehen der Impfung
           verhindern.

Frage: Gibt es nach Praemedikation mit Ketamine respirato-
           rische Störungen im Zeitraum zwischen der i.m.-Gabe
           und der Narkoseeinleitung?

Antwort: Nein. Bei über 2o.ooo Praemedikationen mit einer i.m.-
           Dosierung von 2,5 mg/kg KG haben wir keinen Fall einer
           derartigen respiratorischen Störung erlebt. Ein Vor-
           teils des Ketamins in dieser Dosierung ist, daß das
           Wirkungsoptimum zwischen der 9. und 15. Minute nach
           i.m.-Gabe liegt. Dies ist ein Zeitraum, der sich im
           Routinebetrieb bei der Planung des Programmablaufes
           leicht überschauen läßt, so daß das organisatorische
           Problem klein ist. Allerdings müssen räumliche und or-
           ganisatorische Abläufe von der Station bis zum Ein-
           leitungsraum dafür geeignet sein.

           Postoperativ bestehen Vorteile bei der Anwendung von
           Ketamine in der Praemedikation darin, daß die Wirk-
           dauer relativ kurz ist im Vergleich z.B. zu Chlor-
           prothixen oder Benzodiazepinen, daß die postoperative
           Brech-Inzidenz sehr niedrig liegt und daß eine anal-
           getische Wirkung auch postoperativ noch besteht.

Frage: Ist zusätzlich zu Ketamine eine Sedierung angebracht,
            ebentuell auch am Vorabend?

Antwort: Wegen der psychomimetischen Nebenwirkungen kann Keta-
            nest vorzugsweise mit einem Benzodiazepin kombiniert
            werden. Hierzu eignet sich z.B. die rektale Gabe
            von wasserlöslicher Diazepamzubereitung - dem Desetin -
            in einer Dosierung von o,5 - 1,o mg/kgKG.

Frage: Ist die Aufwachphase nach Ketamine- und Chlorprothexin-
            gabe vergleichbar?

Antwort: Die Aufwachphase ist nach Praemedikation mit Chlorpro-
            thixen wesentlich verlängert. Daher ist die postopera-
            tive Überwachungsdauer im Aufwachraum wesentlich länger
            anzusetzen als nach Ketamine.

Frage: Welche Latenzzeit ist nach oraler Chlorprothixengabe
            bis zur Narkoseeinleitung anzusetzen?

Antwort: Bis zu 1 - 2 Stunden.

Frage: Ab welchem Alter sollte praemediziert werden?

Antwort: Hierzu gibt es zur Zeit keine einhellige Meinung. Die
            Annahme, bei Säuglingen bis zum 6. Monat sei eine
            Praemedikation nicht erforderlich, ist nicht aufrecht-
            zuhalten, zumal es keine überprüfbaren Untersuchungen
            hierzu gibt. Wenn wir aber schon bei Blutentnahmen
            oder anderen störenden oder schmerzenden Manipula-
            tionen Sedativa auch bei Säuglingen unter 6 Monaten
            verabreichen, wie es jedem Pädiater in Klinik und
            Praxis geläufig ist, dann ist nicht einzusehen, daß wir
            diesen Kindern eine Praemedikation vorenthalten.

Frage: Muß Atropin notwendigerweise immer gegeben werden?

Antwort: In Verbindung mit Succinyl braucht man es immer, Wenn
            man die Herzfrequenzabfälle bei der Narkoseeinleitung
            unter Halothan bedenkt, so ist auch dabei Atropin in
            der Praemedikation von Wert. Unbestritten schützt die
            Vagolyse durch Atropin auch bei Säuglingen und Klein-
            kindern vor vagalen Reflexen.

Pharmakologie und Pharmakokinetik im Hinblick auf die ambulante Narkose im Kindesalter

P. Reinhold, J. Zander

Für Kinder werden in der Literatur eine Vielzahl pauschaler Umrechnungsfaktoren angegeben, um Erwachsenendosierungen auf das Kindesalter zu übertragen (Abb. 1). Sie sind jedoch wenig zuverlässig, da unterschiedliche Entwicklungsstadien des Kindes und seiner Organsysteme auf der einen und der differente Metabolismus der einzelnen Medikamente auf der anderen Seite zu wenig Berücksichtigung finden. So müssen nicht nur die unterschiedlichen Verteilungsräume, die unterschiedliche biochemische Zusammensetzung der einzelnen Organe, sondern auch die unterschiedliche Reaktionsweise des kindlichen Organismus auf differente Pharmaka beachtet werden.

PEDIATRIC DOSAGE FORMULAS

Bastedo:

$$\text{Child dose} = \frac{\text{Adult dose} \times \text{child's age (yr)} + 3}{30}$$

Clark:

$$\text{Child dose} = \frac{\text{Child's weight (lb)}}{150} \times \text{adult dose}$$

Cowling:

$$\text{Child dose} = \frac{\text{Child's age at next birthday}}{24} \times \text{adult dose}$$

Young:

$$\text{Child dose} = \frac{\text{Child's age (yr)}}{\text{Child's age} + 12} \times \text{adult dose}$$

Body surface area rule:

$$\text{Child dose} = \frac{\text{BSA (m}^2)}{1.7} \times \text{adult dose}$$

Abb. 1 Dosierungsempfehlung für Kinder, entnommen: Smith, R., M.; Anesthesia for infants and children; Mosby, St. Louis 1980

Während pharmakologische Konstanten wie z.B. Proteinbindung, Metabolismus, Verteilungskoeffizient vielfach untersucht sind, muß festgestellt werden, daß nur relativ wenig pharmakokinetische Studien im Kindesalter vorliegen, was wohl ethisch und moralisch begründet sein mag. Die Dosierungsempfehlungen wurden meist empirisch gewonnen und dann auf Gewicht, Alter und Körperoberfläche bezogen, wobei letzterem wegen der nahezu konstanten Beziehung zum extrazellulären Wasseranteil noch die größte Bedeutung zukommt. Es gibt jedoch keine zuverlässigen Bezugsgrößen; Dosierungen können nicht mit Hilfe eines Korrekturfaktors pauschal von Erwachsenentherapieschemata abgeleitet werden.

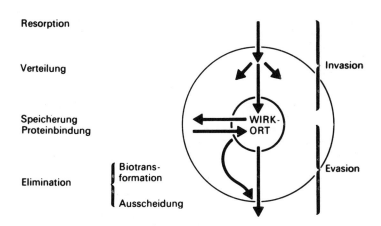

Abb. 2 Faktoren, welche die Pharmakokinetik beeinflussen, entnommen:
Kurz, H., Neumann, H.G., Forth, W., Henschler, D., Rummel, W.:
Allgemeine Pharmakologie und Toxikologie; Hrsg. Forth, W.,
Henschler, D., Rummel, W.; Bibliographisches Institut, Zürich,
1975

Pharmakokinetische Überlegungen und Berechnungen haben zum Ziel, Vorhersagen über den zeitlichen Wirkungsverlauf eines Pharmakons zu ermöglichen. Die Wirkungsintensität eines Medikaments hängt von seiner Konzentration am Wirkort ab. Diese resultiert aus den gleichzeitig ablaufenden, einander entgegengerichteten Prozessen der Invasion und Evasion (Abb. 2). Beide Vorgänge besitzen einen für das jeweilige Pharmakon charakteristischen Verlauf und bestimmen den zeitlichen Ablauf der Wirkung eines Stoffes in Abhängigkeit von physiologischen und pathophysiologischen Gegebenheiten des jeweiligen Individuums (Kurz, 1975). Die Hauptunterschiede in der kindlichen Pharmakokinetik lassen sich am übersichtlichsten darstellen an den einzelnen Phasen, die ein Medikament während der Körperpassage durchläuft.

Absorption

Die Stärke der Reaktion eines Pharmakons ist durch eine Konzentration am Wirkort gekennzeichnet. In seltenen Fällen wird diese Konzentration dadurch hervorgerufen, daß ein Pharmakon direkt an seinem Wirkort appliziert wird. Die Aufnahme oder Absorption eines Medikaments in den Organismus ist auf verschiedene Arten möglich. Die sicherste und problemloseste Form aus pharmakologischer Sicht ist unter den hier zu besprechenden Aspekten die intravenöse Applikation, wenn man von den lokalen Venenreizungen, die sich aus den Größenverhältnissen und den ungünstigen Verdünnungen ergeben, absieht. Weitere parenterale Applikationsarten sind die intramuskuläre und subkutane Injektion. Die Geschwindigkeit der Aufnahme und damit der Diffusion hängt vom Konzentrationsgradienten zwischen der Injektionsstelle und dem Plasma und somit von der lokalen Durchblutung ab. Diese ist gerade in der Neonatalperiode, aber auch noch im Säuglingsalter in den einzelnen Muskelgruppen großen Variationen unterworfen (Evans, 1975). Zum anderen ist die Durchblutung proportional dem Herzzeitvolumen, welches im Laufe der Maturation ebenfalls erheblich schwankt. Bei Schock- und Zentralisationszuständen verringert sich außerdem zuerst die Durchblutung in der Haut und in der Muskulatur der Extremitäten. Auch die Bolusgröße beeinflußt die Geschwindigkeit der Absorption. Dies ist besonders dann von Bedeutung, wenn das Medikament der besseren Dosierung halber verdünnt wird, denn dadurch kann die Aufnahme in das Gefäßsystem erheblich, um das Doppelte bis Dreifache, verlängert werden. Deshalb ist der Grad der intramuskulären Absorption nicht sicher zu prognostizieren.

Wegen ihrer großen Austauschfläche ist die Lunge für Resorption von Pharmaka sehr geeignet. Da die Diffusionswege sehr kurz sind, kann die Wirkung sehr rasch einsetzen und ist dem Wirkungseintritt nach einer intravenösen Injektion vergleichbar. Die Aufnahme von Pharmaka über die Alveole ist von der Konzentration des Stoffes, von der Expositionsdauer, von der Löslichkeit, aber auch von patienteneigenen Faktoren wie den alveolären Ventilationen, der funktionellen Residualkapazität und dem Herzzeitvolumen abhängig.

Alveoläre Ventilation und Herzzeitvolumen sind im Kindesalter gegenüber den Erwachsenen vergrößert, während die funktionelle Residualkapazität relativ klein ist; daher ist die Absorption beschleunigt.

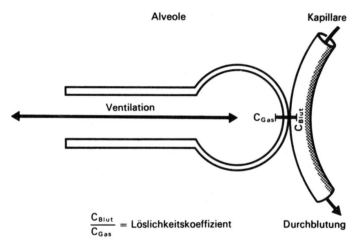

Abb. 3 Faktoren, welche die Resorption von Pharmaka über die Lunge beeinflussen, entnommen: Kurz, H., Neumann, H.G., Forth, W., Henschler, D., Rummel, W.: Allgemeine Pharmakologie und Toxikologie; Hrsg. Forth, W., Henschler, D., Rummel, W.: Bibliographisches Institut, Zürich 1975

Die Resorption eines Pharmakons nach peroraler und rektaler Applikation wird im wesentlichen vom Ausmaß einer lipophilen Eigenschaft bestimmt. Dieses ist vom Ionisationsgrad abhängig. Deshalb ergeben sich an Stellen mit wechselndem pH unterschiedliche Absorptionsverhältnisse. Pharmaka, welche im sauren Magensaft ionisiert sind, können nur in beschränktem Maße resorbiert werden. Dies trifft vor allem auf basische Pharmaka mit einem pKa-Wert größer als 6 und Säuren mit einem pKa von kleiner als 2 zu. Da die Resorption vornehmlich im Darm erfolgt, ist ihre Geschwindigkeit auch abhängig von der Magenentleerungszeit. Bei Neugeborenen sind jedoch sowohl die Azidität des Magensaftes als auch die Magenentleerungszeiten verändert. Der pH des Magensaftes liegt bei der Geburt zwischen pH 6 und pH 8, also im neutralen Bereich, um dann innerhalb des ersten Tages auf pH-Werte zwischen 1 und 3 abzufallen. Anschließend findet in den ersten 14 Tagen keine Salzsäuresekretion statt. Die Basalsekretion nimmt dann wieder kontinuerlich zu; erst im Alter von 3 Jahren werden Werte ähnlich dem sogenannten Erwachsenenalter erreicht (Smith, 1951, Yaffe, 1974, Weber, 1975).

Nach Smith (1980) beträgt die Magenentleerungszeit für Säuglinge 6 bis 8 Stunden und erreicht erst nach 6 Monaten die kürzeren Erwachsenenwerte. Dem steht jedoch die täglich zu machende Beobachtung entgegen, wonach bei Fütterungsintervallen von 3 bis 4 Stunden der Magen wiederum geleert ist. In Übereinstimmung mit Gregory (1983) könnten die langen Verweilzeiten durchaus durch die Indikatorsubstanzen für die Untersuchungen der Magenpassagezeit hervorgerufen werden. Nach Einnahme auf leeren Magen tritt die Wirkung eine Stoffes schneller ein. Durch ein Antizida wird die Entleerung des Magens verzögert und so die Absorption verlangsamt. Weiterhin wird die Magenentleerung durch die Peristaltik bestimmt; diese soll im frühen Kindesalter sehr unregelmäßig sein (Smith, 1980).

Die biliäre Funktion ist zwar auch schon im Neonatenalter vorhanden, jedoch ist sie noch nicht voll entwickelt, was für die Aufspaltung von Fetten sowie für den Umfang des enterohepatischen Kreislaufs von Bedeutung ist. Nach Resorption im Darm gelangt das Pharmakon in die Leber und damit in die Metabolisierungsphase. Durch rektale Applikation – soweit das Medikament nicht in die höheren Abschnitte des Rektums gelangt – und bukkale Anwendung kann die primäre Leberpassage umgangen werden und das nicht verstoffwechselte Pharmakon an den Wirkort gelangen, dadurch entfällt der für die Biotransformation wichtige "first past effect". Häufig wird angenommen, daß die rektale Anwendung der intravenösen Injektion näher kommt als die orale Zufuhr. In zahlreichen Untersuchungen konnte aber gezeigt werden, daß die Resorption nach rektaler Applikation wesentlich geringer ist als nach oraler Aufnahme. Zuverlässige Blutkonzentrationen lassen sich auf diesem Wege nicht erreichen. Weiterhin ist zu beachten, daß die Resorption im Rektum abhängig von der Galenik ist und am besten aus wässrigen Lösungen und nicht Suppositorien erfolgt (Kurz, 1975).

Verteilung

Eine ganze Reihe von Faktoren beeinflussen die Verteilung eines Pharmakons im Organismus:

1. Die verschieden starke Organdurchblutung – Gehirn und Leber sind in den ersten Lebensmonaten im Verhältnis zum Körpergewicht überproportional groß.
2. Das Wasser- bzw. Fettlöslichkeitsverhältnis.
3. die organspezifische Anreicherung – das kindliche Hirn enthält weniger Myelin als das des Erwachsenen (Morselli, 1976).
4. Die Proteinbindung.
5. Die Membranpermeabilität.

Für die hier zu besprechende Problematik am wichtigsten scheinen die Proteinbindung und die Membranpermeabilität zu sein, denn von der Fähigkeit des Pharmakons, Membranen zu durchdringen, hängt der Verteilungsraum ab. Es bestehen erhebliche Unterschiede im Gesamtkörperwasser und seine Aufteilung auf einzelne Kompartimente in den einzelnen Altersstufen, wie dies von Friis-Hansen, 1957 gezeigt werden konnte (Abb. 4).

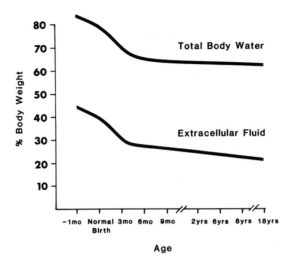

Abb. 4 Die Wasserverteilungsräume in Abhängigkeit vom Alter
nach Friis-Hansen, J.B.; Changes in body water compart-
ment during growth; Acta Paediatr. Scand. Suppl. 110, 1
1957

Der gesamte Wasseranteil beträgt beim Neugeborenen 70 bis 75 % des Körper-
gewichtes, verglichen mit 50 bis 55 % beim Erwachsenen. Auf die extrazellulären Flüssigkeitsräume verteilt, verhalten sich die Konzentrationen wie 1:2. Ist für eine Substanz das gesamte Körperwasser der Verteilungsraum, verhalten sich die Konzentrationen im Verhältnis 4:5.
Hieraus geht hervor, daß bei Konzentrationsangaben nach Gabe relativ gleicher Dosen, z.B. pro Kg, diese Faktoren zu berücksichtigen sind.
Eine niedrigere Blutkonzentration bei Neugeborenen als beim Erwachsenen nach oraler Applikation muß nicht die Folge einer schlechten Resorption sein, sondern kann durch den relativ größeren Verteilungsraum bedingt sein (Gladtke, 1980).

Da die meisten Medikamente sich über den Extrazellulärraum verteilen,
um ihre Rezeptoren bzw. ihren Wirkort zu erreichen, ist die Kenntnis
dieser Verhältnisse für die Konzentrationsaussage von erheblicher Bedeutung. Der extrazelluläre Verteilungsraum korreliert sehr gut mit
der Körperoberfläche.

Proteinbindung

Die Membranpermeabilität ist in höherem Maße abhängig von der Proteinbindung, diese wiederum von der Menge der Bindungsproteine, der pharmakaeige-
nen Proteinaffinität, den pathophysiologischen Bedingungen und von den
Pharmakon-Eiweißinteraktionen. Ein eiweißgebundenes Medikament ist pharmakologisch inaktiv. In der Neugeborenenperiode führen verschiedene Faktoren
zu einer verminderten Plasmaproteinbindung - das Albumin liegt bei der Geburt nahezu in Erwachsenenkonzentrationen vor, die gesamten Eiweißspiegel
erreichen jedoch erst nach einem Jahr Erwachsenenwerte (Hyvarinen, 1973,
Windorfer, 1974).

Ursachen dafür sind vor allem:

1. Qualitative Unterschiede - fötales Albumin zeigt eine niedrigere Affinität zur Pharmaka.
2. Eine hohe Konzentration von Bilirubin und freien Fettsäuren - bei Normobilirubinämie beträgt die freie Fraktion etwa 60 % und erreicht bei Hyperbilirubinämie über 72 % (Ganshorn, 1968), ebenso gibt es für eine ganze Reihe von Stoffen, so z.b. für Phenytoin, eine direkte Beziehung zwischen der ungebundenen Form und dem Bilirubin- und dem freien Fettsäurespiegel (Ehrnebo, 1971).
3. Andere endogen konkurrierende Substrate, z.B. Sulfonamide (Anton, 1973) oder auch der Lösungsvermittler Natriumbenzoat (Krasner, 1973).
4. Niedriger Blut-pH.

So ist aufgrund dieser Beziehung zu bedenken, daß ein bestimmter Plasmaspiegel beim Kind ein höheres Plasma-/Gewebeverhältnis und somit eine höhere Medikamentenkonzentration als beim Erwachsenen bedeutet.

Bei der Proteinbindung sind prinzipiell zwei Möglichkeiten zu unterscheiden, zum einen die spezifische Bindung, wobei das Pharmakon an die Proteinstruktur eines pharmakologischen Rezeptors, um seine Wirkung zu entfalten, gebunden wird oder an ein Enzym, um metabolisiert zu werden oder an Plasma- und Gewebsproteine, die eine Speicher- und "Vehikel"-Funktion für das Pharmaka wahrnehmen.

Weiterhin müssen Bindung und Wirkung am Rezeptor nicht unbedingt korrelieren. Es soll zusammenfassend noch einmal betont werden, daß Plasmaspiegel und Wirkungsspiegel durchaus divergieren können und nicht unbedingt Rückschlüsse aufeinander zulassen.

Metabolismuus und Biostransformation

Sie sind Voraussetzung für die Elimination. Dabei stehen Reaktionen im Vordergrund - sieht man einmal von der Exhalation der volatilen Anästhetika ab -, welche die Lipidlöslichkeit vermindern, da die Niere nur wasserlösliche Stoffe ausscheiden kann. Die Enzyme, die dies bewerkstelligen, befinden sich vornehmlich im retikulo-endothelialen System. Man unterscheidet in der Biotransformation zwei Phasen. Die Phase I-Reaktionen bestehen hauptsächlich in Oxydation, Reduktion und Hydrolyse und beeinträchtigen in erster Linie die Wirkung. In der Phase II erfolgt die Kopplung mit Säureresten aus dem Intermediärstoffwechsel, wodurch biologisch inaktive wasserlösliche Produkte entstehen, die über die Niere ausgeschieden werden. Obwohl die Enzyme in vielen Geweben nachweisbar sind, steht die Aktivität in der Leber ganz im Vordergrund.

Drug	Percent Bound	
	Neonate	Adult
Ampicillin	9–11	15–29
Digoxin	14–26	23–40
Diazepam	84	94–98
Phenytoin	75–84	89–92
Phenobarbitone	28–36	46–48
Pentobarbitone	37–40	39–45

Abb. 5 Eiweißbindung bei Neonaten und Erwachsenen aus: Morselli, P.L., Cuche, H., Zarifian, E.; Pharmacokinetics of psychotropic drugs in the pediatric patient; Adv. Biol. Psychiat. 2, 70 1978

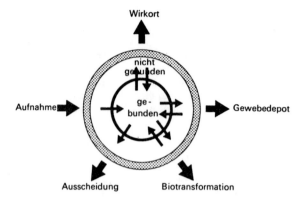

Abb. 6 Schematische Darstellung der Bedeutung der Eiweißbindung auf
die Verteilung nach Kurz, H., Neumann, H.G., Forth, W.,
Henschler, D., Rummel, W.; Allgemeine Pharmakologie in:
Allgemeine und spezielle Pharmakologie und Toxikologie,
Hrsg.: Forth, W., Henschler, D., Rummel, W., Bibliographi-
sches Institut, Zürich 1975

Im kindlichen Organismus ist die Aktivität jedoch noch sehr verzögert;
die Ursache wird vielfältig vermutet und ist nicht homogen. So scheint
bei den Phase-I-Reaktionen die Hydroxylierung verzögert, aber die
Demethylierung adäquat zu sein. Deshalb beträgt z.B. die Plasmahalbwertzeit für Diazepam 20 bis 45 Stunden für reife Neugeborene, verglichen
mit 40 bis 100 Stunden bei einem Frühgeborenen (Morselli, 1973). Weiterhin
ist insbesondere auch die Glykogenierung im frühen Kindesalter verzögert.

Induktoren mikrosomaler Enzyme	Stoffklasse	Pharmaka deren Stoffwechsel erhöht wird
Phenobarbital-Typ		durch Phenobarbital
Phenobarbital[+], Hexobarbital[+] Glutethimid[+]	Hypnotika, Sedativa	Hexobarbital, Pentobarbital Meprobamat, Chlorpromazin
Meprobamat[+], Chlorpromazin	Tranquillantien	Pethidine, Phenylbutazon[-], Phenytoin[-]
Phenytoin[+]	Antiepileptika	Tolbutamid[-]
Nikethamid	Analeptika	Phenacetin, Anilin
Aminophenazon[+]	Analgetika	Aminophenazon[-], p-Nitroanisol
Phenylbutazon[+], Pethidin	Antirheumatika	Äthylbiscoumacetate[-]
Diphenhydramin, Chlorcyclizin	Antihistaminika	Dicoumarol[+], Warfarin[-], Zoxazolamin
Tolbutamid	Antidiabetika	Bilirubin
Orphenadrin	Muskelrelaxantien	Cortisol, Östradiol
Chlordan, DDT[+]	Insektizide	Testosteron, Thyroxin
Methylcholanthren-Typ		durch Methylcholanthren
3-Methylcholanthren, 3,4-Benzpyren Fluoren, Phenanthren, Naphthalin	Arom. Kohlenwasserstoffe	3,4-Benzpyren, Zoxazolamin

Abb. 7 Beispiele für die Induktion mikrosomaler Enzyme der Leber
durch Pharmaka verschiedener Stoffklassen
aus: Kurz, H., Neumann, H.G., Forth, W., Henschler, D.,
Rummel, W.; Allgemeine Pharmakologie in: Allgemeine und
spezielle Pharmakologie und Toxikologie; Hrsg.: Forth, W.,
Henschler, D., Rummel,W., Bibliographisches Institut,
Zürich 1975

Auf zwei weitere Spezifitäten soll noch eingegangen werden: Auf die Enzyminduktion und den enterohepatischen Kreislauf.

Eine der Hauptursachen für die Änderung der Eliminationsgeschwindigkeit und damit der Plasmakonzentration bei gleicher Dosierung ist die Stimulierbarkeit der Synthese der mikrosomalen Enzyme. Derartige Enzyminduktoren sind z.B. Barbiturate, die man sich ja bei der Hyperbilirubinämie der Neonaten zu Nutze macht, um die Glucuronierung zu fördern, weiter das Hexachlorcyclohexan, das Tolbutamid, Pyrazolderivate, einige Kanzerogene. Inzwischen sind weit über 200 Enzyminduktoren bekannt (Kurz, 1975).

Ausscheidung

Neben der renalen Ausscheidung ist auch eine biliäre möglich. Als Faustregel kann gelten, daß Stoffe mit einem Molekulargewicht unter 300 bevorzugt im Harn, solche mit einem über 400 hauptsächlich in der Galle erscheinen. Unter dem Einfluß der bakteriellen β-Glucuronidasen im Darm entstehen wieder lipoidlösliche Stoffe, die resorbiert werden. Dadurch kommt der sog. enterohepatische Kreislauf zustande. Er soll z.B. bei der Ausscheidung der Morphinderivate eine Rolle spielen (Stoeckel, 1979).

Bei der Geburt ist die renale Funktion noch erheblich eingeschränkt. Dies stimmt auch noch nach Korrektur hinsichtlich Körpergewicht, Körperoberfläche, Extrazellulärvolumen und Nierengewicht. Normale funktionelle Werte sind erst zwischen dem 6. und 12. Lebensmonat erreicht. Die drei Teilfunktionen (Filtration, Resorption und Exkretion) reifen jedoch nicht gleich schnell. Obwohl beim reifen Neugeborenen schon alle Glomerula präsent sind, ist die glomeruläre Filtrationsrate auf etwa 3 ml/min, das entspricht etwa 40 % der Erwachsenenrate - auf Körperoberfläche bezogen - beschränkt, da die Perfusion der Niere infolge nephrogener Gefäßwiderstände noch sehr wechselnd ist (Gladtke, 1975). Die Ursache der Verminderung der tubulären Filtrationsleitung auf etwa 20 bis 30 % der Erwachsenenrate (körperoberflächenbezogen) - legt man die Paraminohippursäureausscheidung zugrunde - ist noch nicht ursächlich geklärt, doch schließt die postnatale Entwicklung auch eine Verlängerung der Tubuli mit ein, die etwa nach 9 Monaten als abgeschlossen gilt. Viele Pharmaka werden aufgrund der eingeschränkten Nierenfunktion niedriger dosiert.

Auch die diurnale Rhythmik geht in die Nierenfunktion mit ein. Neugeborene haben einen aziden Urin, der die Ausscheidung saurer Metaboliten erschwert (West, 1948, Gladtke, 1975). Im Schlaf liegt ein niedriger Urin-pH vor, erst mit zunehmendem Wachheitsgrad im späten Säuglingsalter wird der Urin zeitweise alkalisch und pendelt sich in einen biphasischen Rhythmus ein.

Medikamentenwechselwirkung

Häufig wird ein Patient nicht nur mit einem Medikament behandelt, sondern mit einer ganzen Reihe von Stoffen, die sich gegenseitig beeinflussen können, z.B. der gegenseitigen Verdrängung von Rezeptorbindung. Bekannte Interaktionen sind z.B. bei der gleichzeitigen Applikation von Halothan mit Katecholaminen und Relaxantien und Antibiotika gegeben.

Aufgrund des bisher Gesagten, was lediglich fragmentarisch zusammengetragen wurde, darf das Kind wohl als pharmakologisch schwierig einzuordnender Patient gelten, bei dem es problematisch ist, im Individualfall eine präzise Vorhersage der Pharmakokinetik zu machen und rationale Dosierungen vorzuschlagen. Vor diesem Hintergrund soll versucht werden, die pharmakologischen Besonderheiten einer Medikamentendosierung, die für die ambulante Narkose im Kindesalter relevant sein könnten, zu beleuchten. Dies betrifft die Gruppe der Prämedikations-, der Narkoseinduktions-, der Narkoseunterhaltungsmittel, der Muskelrelaxantien, der Lokalanästhetika sowie der Adjuvantien.

Die erste Gruppe umfaßt die zur Prämedikation gebräuchlichsten Medikamente. Es werden pragmatisch zwei Gruppen unterschieden: mehr analgesierend und vorwiegend sedierend wirkende Pharmaka. Die am häufigsten verwendeten sind wohl Thalamonal , Pethidin, Ketamin und andererseits Flunitrazepam, Diazepam, Midazolam, Chlorprothixen.

Thalmonal ist ein Kombinationspräparat, welches aus einem synthetischen Opioidanteil, dem Fentanyl, und einem Neuroleptanteil, dem Dehydrobenzperidol, im Verhältnis 1:50 besteht. Droperidol (Dehydrobenzperidol) wird hauptsächlich intramuskulär injiziert und hat beim Erwachsenen eine Verteilungsphasenhalbwertzeit von 10 Minuten. Die Eliminierungshalbwertzeit beträgt 2,2 Stunden (Schaer, 1970). Eine N-Dealkylierung spielt die Hauptrolle in der Metabolisierung dieser Substanz, von der nur etwa 10 % unverändert über die Niere ausgeschieden werden. Trotz der relativ raschen Biotransformation hat Droperidol eine lange Wirkdauer, so zeigte Doenicke (1965), daß bei Dosierungen bis zu 25 mg DHB mehrere Stunden lang, in einigen Fällen bis zu 70 Stunden, psychomotorische Störungen, Dyskinesien, auftreten können. Kortilla und Linola beobachteten 1974 psychomotorische Veränderungen bis zu 10 Stunden nach intramuskulärer Applikation von nur 5 mg DHB beim Erwachsenen. Droperidol ist ein gutes Antiemetikum, ein potenter Alpha-Blocker, aber kein ausreichend sedierend wirkendes Neuroleptikum. Es wird von Patienten häufig als unangenehm empfunden, da es zwar neuroleptisch, aber nicht sedierend anxiolytisch wirkt, sondern im Gegenteil nicht selten Angstgefühle hervorruft (Dudziak, 1980).

Davies (1971) setzte Droperidol mit gutem Erfolg bei Kindern ein. Insbesondere zeigte es speichelflußstoppende und antimimetische Effekte. Leider ergeben sich ähnlich wie bei den Erwachsenen auch bei Kindern Ruhelosigkeit und Ängstlichkeit nach Prämedikation mit DHB. Störend machten sich auch extrapyramidalmotorische Phänomene in der postoperativen Phase bemerkbar (McGarry, 1970, Dupre, 1980).

Fentanyl ist ein synthetisches Opioid, welches etwa 80 mal stärker analgesierend wirkt als Morphium, wobei die atemdepressive Wirkung kürzer sein soll. Die Proteinbindung beträgt 75 %, die Plasmahalbwertzeit 10 bis 20 Minuten nach intramuskulärer Injektion und 7 Minuten nach intravenöser Applikation. Der Abbau erfolgt über eine N-Dealkylierung in der Leber. 10 % werden unverändert, 20 % in 8 Stunden und 80 % in 24 Stunden über die Niere ausgeschieden. Die Wirkzeiten von Fentanyl werden mit bis zu 200 Minuten angegeben (Nemes, 1979). Für das Kombinationspräparat ergibt sich bei Erwachsenen und Kindern bei einer Dosierung von 0,03 mg/kg KG i.m. in vielen Fällen eine ausreichende analgetisch/sedativ wirksame Prämedikation, die jedoch von etwa 15 % sogenannten "Ausreißern" gekennzeichnet ist: die Patienten sind dann "verdreht" und innerlich unruhig. Negativ macht sich der lange Überhang bemerkbar.

Pethidin ist ein relativ schwaches Analgetikum mit geringgradiger Atemdepression und mäßigem hypnotischen Effekt. Pethidin wird in einer Dosierung von 1 bis 1,5 mg i.m. appliziert, etwa 10 bis 20 Minuten später setzt die Wirkung ein. Die Wirkdauer wird mit etwa 2 Stunden angegeben. Die Proteinbindung beträgt rund 40 %. Der Abbau des Medika-
mentes erfolgt über eine Demethylierung und Hydrolyse; 7 bis 10 % werden
über die Galle, 5 % unverändert im Urin und 33 % als Norpethidin, einem
aktiven Metaboliten, ausgeschieden. Pethidin hat eine geringer sedierende
und weniger euphorisierende Wirkung als Morphium. Wegen der noch nicht
so dichten Bluthirnschranke können alle Opiate und opioidähnlichen
Stoffe besonders bei Säuglingen und Kleinkindern Atemdepressionen hervorrufen. Nach dem Befund von Way, 1965 liegt die atemdepressorische Wirkung
von Pethidin jedoch speziell für den Neugeborenen erheblich günstiger
als von Morphium. Auf der anderen Seite resultiert eine geringere Effektivität. Obwohl das Medikament nur schwach emetisch wirkt, tritt
laut Literaturangaben Brechreiz nicht so selten auf (Dundee, 1964).
Dieses deckt sich jedoch nicht mit der praktischen Erfahrung.

Ketanest ist ein potentes i.v. und i.m. injizierbares Allgemeinanästheti-
kum vom dissoziativen Typ, bei dem auch nach intramuskulärer Injektion
schon nach wenigen Minuten die Wirkung eintritt.

Ketanest zeigt schon in relativ niedriger Dosierung ausgeprägt analgeti-
sche Effekte, die die anästhetische Wirkung überdauern. Die gute schmerz-
lindernde Wirkung führte zur Anwendung von Ketanest als Transportanal-
getikum in der Notfallmedizin mit einer durchschnittlichen Gabe von
0,5 bis 0,8 mg/kg KG (Biesing, 1980).

Ketanest wird nach Aufnahme rasch im Körpergewebe inklusive ZNS verteilt.
Die höchste Konzentration wurde im Fettgewebe, in der Leber und in
der Niere gefunden. Die biologische Halbwertzeit beträgt vier Stunden.
Es ist ein Spitzenwert des Plasmaspiegels nach 3 bis 5 Minuten nachweisbar und ein zweiter in gleicher Höhe nach 1 bis 2 Stunden, was für
eine Rückdefusion aus dem Gewebe spricht. Die Metaboliten entstehen
durch die N-Demethylierung (Chang, 1974). Der Patient wird also zu
einem Zeitpunkt, zu dem noch 50 % des Pharmakons inkorporiert ist,

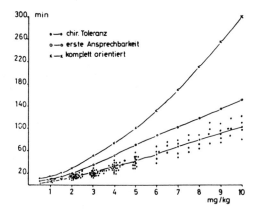

Abb. 8 Dosis-Wirkdauerbewertung für Ketamine 0,5-10 mg/kg. Mittel-
werte bei 500 Erwachsenen und 150 Kindern = ausgezogene Kur-
ven. Toleranzzeiten bei 136 Monokinderanästhesien.
Langrehr, D., Kluge, I; Zur Anwendung von Ketamin in der
Kinderanästhesie, Z. Kinderchirurgie 7, 1 (1969)

wieder wach, und die Haupteliminationszeit ist in die Aufwachphase verlagert (Abb. 8).
So findet Langrehr (1975) in einem individuell stark schwankenden Zeitraum neben langsam abklingenden Konvergenzstörungen (bei einer Dosierung von 4 mg/kg KG nach 4 Stunden) ein Gefühl der Abgeschlagenheit sowie ein Ruhe- und Schlafbedürfnis, was die Erlangung der relativen Straßenfähigkeit weiter verzögert (bei einer Dosierung von 4 mg/kg KG intramuskulär nach 8 Stunden). Diese Wirkzeiten stehen in guter Übereinstimmung mit EEG-Schlaftiefekurven, Leistungsprüfungen, Gewebehalbwertzeiten und charakterisieren die Substanz als lang wirksam (Langrehr, 1972). Für ambulante Narkosen ist Ketamin auch deshalb problematisch, weil die erforderliche Kombination mit Benzodiazepinderivaten eine erhebliche Verlängerung der postnarkotischen Phase mit sich bringen kann. Hinsichtlich der für den Erwachsenen stark diskutierten psychomimetischen Effekte in der Aufwachphase liegen die Verhältnisse beim Kind einfacher, obwohl anzunehmen ist, daß lediglich Kommunikationsschwierigkeiten der Grund für die Annahme ist, bei Kindern gäbe es solche Effekte nicht. In Langrehrs (1969) Krankengut boten Schulkinder bei intensiver Befragung die gleichen Resultate wie Erwachsene, insofern, als etwa 50 % über das erinnerungsfähige Erleben des dissoziativen Traumes berichten konnten. Die i.m. Ketamingabe hat sich als Prämedikation für Säuglinge und Kleinkinder bewährt. Die empfohlene Dosierung beträgt 3-4 mg/kg KG (Sehati, 1973, Wyant, 1972). Auch Ryhanen (1980) konstatierte bei Kindern unter 2 Jahren mit gleicher Dosierung eine wirkungsvolle Prämedikation, die dreimal so effektiv wie die von Pethidin war und keine verlängerte Nachschlafphase im Vergleich zu Pethidin nach sich zog. Schon mit 0,44 mg/kg KG Ketanest i.m. fand Sadove (1971) einen guten analgetischen, mit Pethidin vergleichbaren Effekt.

Ketanest wirkt in geringer Dosis 0,5 mg/kg KG schon analgetisch, sowohl i.m. als auch oral nach etwa 30 Minuten. Die Plasmakonzentration bei i.m. Gabe ist viermal so hoch wie nach oraler Gabe, aber dafür ist der Spiegel des ebenfalls wirksamen Metaboliten Norketamin viel höher (Grant, 1981). Die pharmakokinetischen Unterschiede in den einzelnen Altersstufen korrelieren sehr gut mit dem Extrazellulärvolumen. Weiterhin scheinen den Berichten von Cook (1982) und Wieber (1965) zufolge Kinder nach i.m. Injektionen fast doppelt so schnell wie Erwachsene das Pharmakon zu eliminieren, da die freie, nicht an Eiweiß gebundene Fraktion fast 30 % höher liegt.

Neben den analgetisch wirkenden Prämedikationsmitteln kommen vor allem anxiolytisch/sedierend wirkende Pharmaka zur Anwendung. Neben den Barbituraten, die wegen ihrer atemdepressorischen und kreislaufdeprimierenden Wirkung ihre Stellung als Prämedikationsmittel eingebüßt haben, werden vor allem die Neuroleptika und die Benzodiazepine eingesetzt. Die Neuroleptika, deren Hauptvertreter in der Anästhesie schon im Zusammenhang mit dem Kombinationspräparat Fentanyl angesprochen wurden, sind Substanzen, die sedierend, jedoch nicht hypnotisch wirken und den zentralen Grundtonus herabsetzen. Ein weiterer Vertreter dieser Gruppe ist das Chlorprothixen. Außer der psychomotorischen und emotionalen Dämpfung entfaltet das Präparat ausgeprägte anticholinergische und antiadrenergische Wirkung, weiterhin wirkt es, wie die meisten Neuroleptika, antimimetisch.

Chlorprothixen (Taractan oder Truxal) wird in einer Dosierung von 1-2 mg/kg KG i.m. oder von 2 mg/kg KG peroral appliziert. Die Wirklatenz beträgt bis zu etwa 2 Stunden. Die Ausscheidung erfolgt unverstoffwechselt als Chlorprothixen-Sulfoxid über Leber und Niere. Etwa 15 % der Patienten schlafen nicht. Postoperativ kann der Patient zwar umgehend geweckt werden, aber die Sedierung hält für 12 bis 18 Stunden an (Ayer, 1964, Bauer-Miettinen (1980).

Unangenehm sind Hypotension und Tachycardie. Außerdem wird von manchen Kindern über Injektionsschmerz geklagt. Die Effektivität scheint bei älteren Kindern über 6 Jahren geringer zu sein. Als sehr günstige Kombination auch im Hinblick auf die Kreislaufstabilität wurde von Root (1971) die zusätzliche Applikation von Pethidin angegeben.

Von den Benzodiazepinen ist das Diazepam wohl das am häufigsten zur Prämedikation und Narkoseeinleitung verwandte Medikament dieser Gruppe. Durch Hydroxylierung und Demethylierung, was, wie bereits ausgeführt, beim Neonaten nur unzulänglich möglich ist, wird die Biotransformation eingeleitet. Diese Stoffwechselinsuffizienz ist mit ein Grund für die lange Plasmahalbwertzeit von 31 $\pm$ 2 Stunden bei Neonaten (Abb. 9).

Age group	Apparent half-life h	Apparent Vd l/kg	Relative clearance ml/h/kg
Premature	75.3 $\pm$ 35.5	1.8 $\pm$ 0.3	27.4 $\pm$ 8.9
Full-term newborns	31.0 $\pm$ 2.2		
Infants	10.6 $\pm$ 2	1.3 $\pm$ 0.2	98.5 $\pm$ 13.8
Children	17.3 $\pm$ 3	2.6 $\pm$ 0.5	102.1 $\pm$ 9.7
Adults	24.1 $\pm$ 5	2.3 $\pm$ 0.3	66.7 $\pm$ 5.4

Abb. 9   Pharmakokinetische Parameter von Diazepam bei Neugeborenen, Kindern und Erwachsenen
aus: Morselli, P.L., Cuche, H., Zarifian, E.;
Pharmacokinetics of psychotropic drugs in the
pediatric patient; Adv. Biol. Psychiat. 2, 70 1978

Die lange Wirkhalbwertzeit ergibt sich daraus, daß Diazepam in aktive Metabolite zerlegt wird, 1/3 erscheint als Oxazepam (im Handel als Adumbran) und auch 2/3 sind noch aktiv (Morselli, 1973, 1978). Weiterhin scheint interessant zu sein, daß bei Neugeborenen die Absorption peroral mit einer Stunde erheblich schneller und effizienter ist als nach intramuskulärer Applikation. Bei Säuglingen und Kleinkindern hingegen ist die Absorption schneller, nämlich 15 bis 30 Minuten, als bei Erwachsenen mit 30 bis 90 Minuten. Das trifft für die perorale Applikation ebenso zu wie für die rektale und intramuskuläre. In Anlehnung an die Ausführung über die rektale Applikation erscheint es nicht verwunderlich, daß nach i.m. -Applikationen schon nach 10 bis 20 Minuten ein Konzentrationsgipfel im Plasma zu beobachten ist, verglichen mit Suppositorien, die schlecht und ungleichmäßig absorbiert werden (Agurell, 1975). Weiterhin bestehen erhebliche Unterschiede in der Proteinbindung, im Verteilungsraum und der Halbwertzeit für die verschiedenen Lebensalter, wie der Tabelle von Morselli (1978) zu entnehmen ist (Abb. 9). Die Normaldosierung von Diazepam beträgt 0,3 mg/kg KG i.m. und peroral.

Flunitrazepam soll auf molekularer Basis das wirksamste, bisher bekannte Benzodiazepin sein. Es beeinflußt nicht nur das limbische System, sondern auch den Cortex. Ebenso wie beim Diazepam erfolgt die Metabolisierung über Demethylierung, Hydroxylierung in aktive Metaboliten. Die Plasmahalbwertzeit für Rohypnol beim Erwachsenen beträgt 19 Stunden und zwischen 23 Stunden und 31 Stunden für die Metaboliten. Die Elimination erfolgt zu 81 % über die Niere innerhalb .von 160 Stunden. 80 % des Flunitrazepams ist proteingebunden (Wendt, 1976).

64

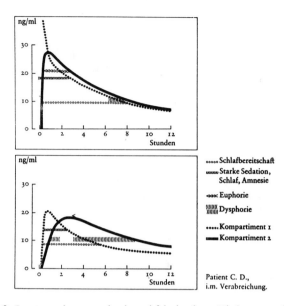

Abb. 10 Zusammenhang zwischen klinischer Wirkung und Rohypnol-
konzentration bei i.v. (oben) und i.m. (unten) Applikation
aus Amrein, R., Cano, J.P., Hügin, W.; Pharmakokinetische und pharmakodynamische Befunde nach einmaliger
intravenöser, intramuskulärer und oraler Applikation
von Rohypnol; Wissenschaftl. Dienst Roche, Basel
(1976)

Nach oraler Verabreichung ist die Resorption zumindest so rasch wie
nach i.m. Applikation, nämlich 1 Stunde. Die Bioverfügbarkeit beträgt
etwa 80 %. Die i.m. Dosierung beträgt 0,33 mg/kg KG. Intravenös wird
nach Wirkung appliziert und dabei kann die o.a. Dosierung als Anhalts-
größe angesehen werden.

Wie andere Benzodiazepine besitzt Flunitrazepam anxiolytische, antikon-
vulsive, muskelrelaxierende und zentral dämpfende Wirkung.

Schon die langen Halbwertzeiten lassen erkennen, daß Flunitrazepam
für die ambulante Anästhesie nicht geeignet ist, ganz im Gegenteil
zu einem anderen Benzodiazepin, dessen bisher bekannte pharmakokinetische Daten durchaus eine Anwendung in der ambulanten Anästhesie
erwarten lassen. Midazolam ist das erste wasserlösliche Benzodiazepin-
derivat mit einer Halbwertzeit von 1,5 bis 2,5 Stunden, dieses stimmt
auch gut mit der relativ kurzen Wirkdauer überein. Die entstehenden
Hydroxymetabolite können in ihrer pharmakologischen Aktivität vernachlässigt werden und werden zu 60 bis 70 % als Glucuronsäurekonjugat
ausgeschieden. 20 Minuten nach intramuskulärer Injektion sind bereits
3/4 der Dosis absorbiert, die Bioverfügbarkeit beträgt 90 %, die Plasma-
bindung 96 %. Die Dosierung wird mit 0,1 mg/kg KG i.m. angegeben.
Die hypnotische Wirkung hält im Schnitt etwa 1 Stunde an. Eine zentrale
Atemdepression ist nicht zu erwarten, wohl aber wegen der Muskelrelaxa-
tion eine zurückfallende Zunge. Midazolam besitzt etwa 1,7fach höhere
Affinität zum Rezeptor als Diazepam (Roche, 1983). Über die klinische Be-

deutung eines vereinzelt beobachteten Rebound-Phänomens liegen bislang keine Angaben vor. Nach den Erfahrungen von Gemperle (1981) muß die für Erwachsene empfohlene Dosierung bei Kindern verdoppelt werden auf 0,2 mg/kg KG i.v. von 0,3 mg/kg KG i.m.. Cole (1982) beobachtete bei 75 % seiner mit Midazolam prämedizierten Kinder zeitlich gleich lange Nachschlafphasen wie unter Diazepam. Inzwischen mehren sich Stimmen, die bei Midazolam nur eine unzureichende Dosis-Wirkungs-Beziehung erwarten lassen. Auch über die orale Applikation von Midazolam als Prämedikationsform liegen noch zu wenig Berichte vor, um eine Wertung abgeben zu können.

Narkoseinduktionsmittel

Etomidate ist ein kurzwirkendes, intravenöses Anästhetikum. Es wird etwa vergleichbar dem Thiopental an ein Protein gebunden. In einer Dosierung von 0,3 mg/kg KG ist Etomidate stärker hypnotisch wirksam als 5 mg/kg KG Thiopental oder 1,5 mg/kg KG Methohexital. Gleichwertige Dosen von Thiopental bzw. Etomidate, gemessen an der Kreislaufreaktion, sind 3 mg/kg KG bzw. 0,19 mg/kg KG (Peopesku, 1976). Im Gegensatz zu Methohexital, Thiopental, Ketamine übt Etomidate keinen nennenswerten Einfluß auf Hämodynamik und myokardialen O_2-Verbrauch aus. Wegen des Auftretens von Myoklonie sollte zu deren Unterdrückung der Applikation von Etomidate stets die Injektion eines Benzodiazepins oder eines Opiatanalgetikums einige Minuten vorausgehen.

Höhere als die empfohlenen Dosen von 0,3 mg/kg KG sind bei Kindern nötig, bis zu 1,3 mg/kg KG. Dabei werden dann auch hypotensive Nebenreaktionen beobachtet (Dick, 1982). Der Wirkungseintritt erfolgt 20 Minuten nach Injektion. Die Halbwertzeit beträgt 75 Minuten. Der Abbau geschieht durch spezielle Leberesterasen, nicht Serumcholinesterasen ab der 2. Minute, der Stoff wird anschließend zu 77 % über die Niere ausgeschieden. Die hypnotische Wirkdauer beträgt nur wenige Minuten. Überhänge sind in diesen Dosierungen nicht bekannt.

Aus der Gruppe der Barbiturate sind die anästhesiologisch am häufigsten verwendeten Pharmaka das Thiopental und das Methohexital. Thiopental wird bei Erwachsenen in einer Dosierung von 3 bis 5 mg/kg KG intravenös zur Narkoseeinleitung eingesetzt. Der Wirkungseintritt erfolgt nach etwa 30 bis 60 Sekunden und hält 10 bis 15 Minuten an, obwohl die Halbwertzeit 3 bis 8 Stunden beträgt und noch bis zu 36 Stunden nach der Initialdosis Ermüdungszeichen im EEG nachweisbar sind. Das Medikament wird nahezu vollständig in der Leber (15 %/Std.) biotransformiert. Die Elimination geschieht über die Niere. Bis zu 3 Tagen bleiben aktive Metaboliten noch nachweisbar.

Methohexital, welches die etwa dreifache Wirksamkeit des Thiopentals besitzt, wird in einer Dosierung von 1 bis 1,8 mg/kg KG intravenös bei Erwachsenen gegeben. Die Proteinbindung ist sehr hoch und beträgt bei beiden Stoffen etwa 90 %. Der Wirkungseintritt erfolgt in weniger als einer Minute und hält etwa 5 bis 6 Minuten an. Die Plasmahalbwertzeit beträgt 3 bis 6 Stunden. 20 % werden pro Stunde hydroxyliert und mit dem Urin nach Glucuronisierung ausgeschieden. Der "hang over" ist minimal, da die Lipoidlöslichkeit niedriger als für Thiopental ist. Bei kurzer Wirksamkeit machen sich gegenüber den Thiopental häufiger Exitationszustände, nämlich 3,5 %, Singultus 4,1 % und Broncholaryngospasmus 1 %, nachteilig bemerkbar. Kurz nach intravenöser Injektion der Barbiturate werden die maximalen Blutspiegel erreicht. Die Substanz

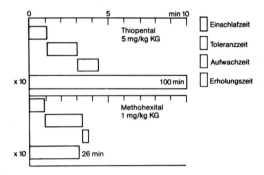

Abb. 11 Vergleich von Thiopental und Methohexital

wird zuerst in das ZNS aufgenommen, dann in Leber, Muskulatur und Fettgewebe gespeichert (Abb. 12).

Mit Beginn des Konzentrationsabfalls kommt es zur Rückverteilung, die sich innerhalb der ersten 30 Minuten hauptsächlich auf die Eingeweide und Extremitätenmuskulatur erstreckt. In dieser Phase wacht der Patient auf (Price, 1960). Wegen des pharmakokinetischen Verhaltens ist die Gefahr der Kumulierung gegeben, weshalb vor successivem Nachspritzen gewarnt werden muß. Entscheidend für das schnelle Erwachen bei den heute klinisch verwendeten kleinen Dosen ist die schnelle Rückverteilungsphase von gut durchblutetem Hirn auf die schlechter durchblutete Muskulatur. Bei höheren Dosierungen oder bei einer Verlängerung der Narkose durch Nachinjektion füllen sich die Fettdepos wieder auf und die Verteilungsphase verliert ihre Bedeutung als entscheidender Faktor für die Beendigung der Narkose (Abb. 13).

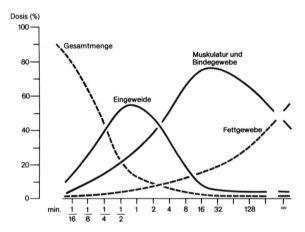

Abb. 12 Verteilung einer i.v. applizierten Thiopentalmenge in verschiedenen Körperorganen und Körpergeweben
aus: Price, H.L., Kornat, P.J., Safer, J.N., Connor E.H., Price, A.L.; The uptake of thiopental by body tissues and its relation to duration of narcosis; Clin. Pharmacol. Ther. 1, 16 (1960)

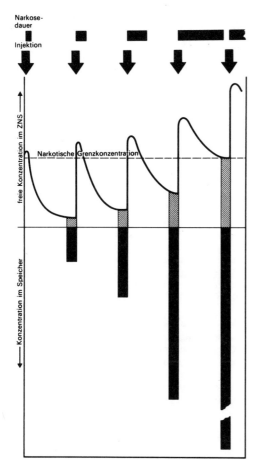

Abb. 13 Kumulierung bei Nachinjektionen von Thiopental
entnommen: Kurz, H., Neumann, H.G., Forth, W., Henschler, D., Rummel, W.: Allgemeine Pharmakologie in:
Allgemeine und spezielle Pharmakologie und Toxikologie,
Hrsg.: Forth, W., Henschler, D., Rummel, W.; Bibliographisches Institut, Zürich 1975

Kleinere Dosen von Thiopental, z.B. 100 mg/75 kg, sollen nach Dundee
(1974) sogar zu einer antianalgetischen Wirkung führen, z.B. gegen
Lachgas oder Pethidin. Das gleiche gilt für Methohexital. Jüngere
Kinder benötigen höhere Dosen von Barbiturat. Die empfohlene Dosis
beträgt für Methohexital 1,5 bis 2 mg/kg KG. Mit zunehmendem Alter
nimmt die Sensitivität zu. Die Ursache für dieses Phänomen könnte
im größeren Extrazellulärvolumen der Kinder liegen, in der Autoinduktion
von Leberenzymen sowie im größeren Wassergehalt des Neonaten, 89 %
gegenüber dem des Erwachsenen 78 %, (Gregory, 1983), obwohl die Bluthirnschranke durchlässiger ist und deshalb die Gefahr der Atemdepression
eher gegeben ist. Liu (1981) mußte sogar für einen Großteil seiner
Säuglinge und Kleinkinder die empfohlene Methohexitaldosis fast verdop-

peln, um einen Schlaf mit Verlust des Lid- und Kornealreflexes zu induzieren. Eine weitere Möglichkeit der Narkoseinduktion mit Barbituraten besteht in der rektalen Applikation (Schumacher, 1962), die gegenwärtig eine gewisse Renaissance erlebt (Kraus, 1982), z.B. 25 mg/kg KG Methohexital mit einer Induktionsdauer von etwa 6-11 Minuten. Die Patienten haben trotz der hohen Dosierung nur relativ kurze Nachschlafzeiten. Im Untersuchungsklientel von Hannallah (1982) konnten nach rektaler Narkoseeinleitung mit Methohexital alle Patienten innerhalb von 34 Minuten den Aufwachraum wieder verlassen. Die früher propagierte Methode der Narkoseinduktion mit Thiopental rektal 30 bis 40 mg/kg ist heutzutage aus pharmakokinetischer Sicht obsolet. Aber auch die hohen Methohextial-konzentrationen, die wegen des "first past effects" notwendig sind, setzen eine suffiziente Biotransformation voraus. Als alternatives Verfahren bietet sich die Narkoseeinleitung mit Ketamin an, in einer Dosierung von 8-10 mg/kg KG i. m. oder 2 mg/kg KG i.v.. Von Stevens (1981) kommt die Mitteilung über eine erfolgreiche Anwendung von Ketamin rektal mit bis zu 15 mg/kg KG. Diese Dosis liegt damit fast doppelt so hoch wie die von Saint Maurice (1979) vorgeschlagene. Beide berichten mit ihren Dosierungen über gute Erfahrungen. Die Einleitung dauert mindestens 8 Minuten und die Aufwachzeiten sind nicht verringert, was auch von Idvall (1983) bestätigt wird. Gegen einen Einsatz in der ambulanten Anästhesie bestehen jedoch die gleichen Einwände, wie schon vorher bei der Besprechung der Prämedikationsmittel ausgeführt.

Die Anwendung opioider Narkotika wie z.B. Fentanyl ist durch die damit verbundene Atemdepression in der Anästhesie bei ambulanten Patienten stark limitiert, zumal sich Effekte der Opiatapplikation im Neugeborenen- und Erwachsenenalter insofern unterscheiden, als diese Narkotika dazu neigen, im Zentralnervensystem zu akkumulieren. Als Folge eines Blut-Hirnschrankendefektes ist die cerebrale Konzentration 2-4 mal größer als im Erwachsenenalter (Kupferberg, 1963).

Mit der Einführung von Alfentanil wurden Erwartungen auf ein Medikament geweckt, welches besonders für kurzzeitige Anwendungen und für ambulante Eingriffe besonders geeignet sein könnte, da es

1. sehr schnell mit seiner Wirkung einsetzen soll,
2. sehr kurz wirken soll: ein Drittel der Wirkzeit des Fentanyls,
3. gut zu handhaben sein soll: Dauer der Analgesie ist dosisbezogen,
4. rasches und angenehmes Erwachen bieten soll und
5. lange postoperative Analgesie ohne klinisch signifikante Atemdepressionen verspricht.

Sollte dem so sein, wie die Werbung verspricht - Erfahrungsberichte bei Kindern lassen das Medikament in einem etwas anderen Licht erscheinen -, dann könnte Rapifen durchaus in das Spektrum der Pharmaka für die ambulante Anästhesie mit in Betracht gezogen werden. Da meines Wissens aber noch zu wenig gesicherte Daten aus dem Kindesalter vorliegen, soll das Medikament hier nicht weiter erörtert werden.

Sehr häufig zur Induktion und Narkoseunterhaltung verwendete Mittel stellen die volatilen Anästhetika dar, allen voran das Lachgas, obwohl es ein relativ schwaches Anästhetikum ist. Aufgrund des Blut/Gas-Vertei-lungskoeffizienten ist eine schnelle Aufnahme und Verteilung des Stick-oxydules gegeben, insbesondere bei Kindern mit ihrem relativ hohen Herzzeitvolumen und Atemminutenvolumen. Stickoxydul hat sich bei Säuglin-gen unter 1-2 Monaten häufig nicht als ausreichend zur Narkoseinduktion erwiesen, es muß vorsichtig angewandt werden, weil das Neugeborene wegen seines hohen Cardiac Outputs und des Sauerstoffverbrauches sowie der kleinen funktionellen Residualkapazität erheblich stärker durch eine Diffusionshypoxie als ein Erwachsener gefährdet ist. Das Lachgas wird schneller aus dem Blut in die Alveolen eliminiert als Stickstoff aus den Alveolen aufgenommen wird,und bei der kleinen funktionellen Residualkapazität können die alveolären Gaskonzentrationen drastisch absinken und schneller zur Hypoxie führen (Fink, 1955).

Fluothane ist das weitest verbreitete volatile Anästhetikum in der Kinderanästhesie. Hier spielt die Inhalationsnarkose eine wichtige Rolle, sie ermöglicht eine schonende Einleitung, ohne die technisch manchmal schwierige, in jedem Fall aber traumatisierende Venenpunktion. Die physicochemischen Eigenschaften von Halothan - rasche An- und Abflutung, gute Steuerbarkeit, angenehmer Geruch, relativ geringe Atemdepression - bilden die theoretische Grundlage für einen erfolgversprechenden Einsatz des Anästhetikums in der Kinderanästhesie. Der Blut/Gas-Verteilungskoeffizient für Halothan ist bei Neonaten niedriger als bei Erwachsenen, 1,92 versus 2,53. Somit benötigen Neonaten eine höhere endexpiratorische alveoläre Halothankonzentration, um die gleiche Blutkonzentration zu erreichen. Die alveoläre Konzentration von Halothan und Lachgas steigt bei Kindern schneller als bei Erwachsenen und verkürzt dadurch die Narkoseinduktion (Salanitre, 1969), da ihr Atemminutenvolumen größer und die funktionelle Residualkapazität kleiner als bei Erwachsenen ist. Die minimale alveoläre Konzentration für Halothan ist altersabhängig bei Kindern höher (Gregory, 1969).

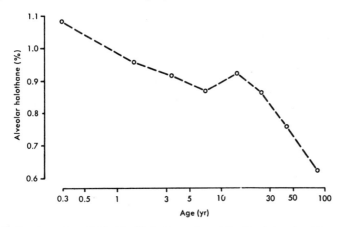

Abb. 14 Abnahme der MAC für Halothan (vertikale Achse) mit dem Alter (horizontale Achse), aus: Gregory, G.A., Eger, E.I. II, Munson, E.B.; Anesthesiology, 30, 488 (1969)

Die Gründe sind unklar: zu diskutieren wäre eine höhere Stoffwechselrate, eine größere Anzahl von Neuronen pro Maßeinheit, ein höherer cerebraler O_2-Verbrauch, Kompensation des hohen cerebralen Wassergehaltes, eine andere Körperdurchblutungsverteilungsphase, auf der anderen Seite ist, wie schon erwähnt, die kindliche Bluthirnschranke leichter durchgängig (Wenzel, 1976). Für Säuglinge unter 6 Monaten beträgt die MAC 1,08 % und nimmt kontinuierlich auf Werte um 0,760 % für einen 42jährigen Patienten ab (Abb. 16).

Die Inzidenz für eine Hypotension ist bei einer mittleren effektiven Dosis (ED 50) für einen Säugling viermal so hoch wie für einen Erwachsenen (Nicodemus, 1969). Doch scheint das Kind zumindest einen Teil der hämodynamischen Beeinträchtigung durch eine höhere Pulsfrequenzrate abfangen zu können (Barash, 1969) (Abb. 15).

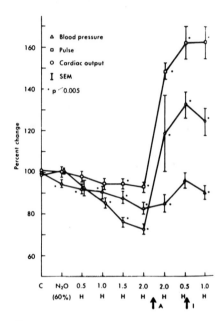

Abb. 15 Änderung von Blutdruck, Puls und HZV mit ansteigender Halothankonzentration (A = Atropin; I = Intubation), aus: Barash, P.G., Glanz, S., Katz, J.D.; Anesthesiology, 49, 79 (1978)

Die Aufwachrate nach Halothan ist gewöhnlich sehr kurz. Übelkeit und Erbrechen sind selten, ein Überhang wird nach kürzeren Narkosen kaum beobachtet, wohl nach längeren Eingriffen, wenn alle Kompartimente mit Halothan angereichert sind. Die Metabolisierung auch der volatilen Anästhetika ist im Kindesalter vermindert. Halothan verringert außerdem die Leberdurchblutung (Mortensson, 1977). Dies könnte mit ein Grund dafür sein, daß die sog. Halothan-Hepatitis (National Halothane Study, 1966), falls man sie überhaupt so nennen darf, vor der Pubertät sehr selten ist, da weniger Substrat der Leber angeboten wird und auch weniger Halothan metabolisiert wird, erkenntlich an den Bromspiegeln (Resurreccion, 1981).

Die physikochemischen Eingenschaften des Enflurane lassen aufgrund des leicht erniedrigten Gaslöslichkeitskoeffizienten eine etwas schnellere An- und Abflutung erwarten, doch in der Praxis scheint dieser Punkt weniger relevant zu sein, wie zahlreiche Arbeiten belegen (Hoyal, 1980, Steward, 1977). Die niedrigere Metabolisierungsrate und die geringere Katecholaminsensibilität lassen einige Vorteile gegenüber Halothan erkennen, aber Enflurane verursacht bei gleicher minimaler alveolärer Konzentration stärkere hämodynamische Alterationen als

	Enflurane (compound 347)	Isoflurane (compound 469)	Methoxyflurane	Halothane
Trade name	Ethrane	Forane	Penthrane	Fluothane
Formula	H—C—C—O—C—H (F F F / Cl F F)	F—C—C—O—C—H (F H F / F Cl F)	H—C—C—O—C—H (Cl F H / Cl F H)	F—C—C—Cl (F Br / F H)
Boiling point	56.5	48.5	104.6	50.2
Molecular weight	184.5	184.5	165.0	197.4
Vapor pressure at 20° C	180	250	22.5	243
Solubility or partition coefficients				
Oil/gas	98.5	99.0	825.0	236
Blood/gas	1.91	1.4	13.0	2.3
Odor	Mild	Mildly pungent	Mild	Mild
MAC				
Infant, 0-3 yr	2.0	1.7		1.08
Child, 3-10 yr	2.5	1.4		0.9
Adult	1.7	1.15	0.16	0.76
Induction	Rapid	Less rapid due to odor	Slow	Rapid
Recovery	Rapid	Very rapid	Slow	Rapid
Metabolism	2.5%	Nil or minimal	High (40%)	18-20%
Flammability	No	No	7.0% in air 5.4% in O$_2$	No
Chemical stabilizer	Not necessary	Not necessary	Required	Required

Abb. 16 Pharmakologie halogenierter Kohlenwasserstoffe
aus: Lowe, N.J., Dose regulated Penthrane methoxy
fluorane anesthesia, North Chicago III, Abbott
Laboratories, 1972

Halothan. Dies ist sowohl durch die negative Inotropie bedingt, aber in starkem Maße auch durch die periphere Vasodilatation. Weiterhin ist die Atemdepression nicht unerheblich (Robinson, 1980). Wegen des Auftretens epileptischer EEG-Veränderungen sollte es bei gefährdeten Patienten mit Vorsicht angewendet werden, es kann in einzelnen Fällen einen Anfall auslösen, insbesondere bei tiefer Narkose und Hyperventilation (Julien, 1972).

Isoflurane, gefeiert als Inhalationsnarkotikum der achtziger Jahre, (Wade, 1981) scheint für die Kinderanästhesie nicht so geeignet zu sein: und zwar wegen seines stechenden Geruchs, seiner Atemwegsreizung und seiner Atemwegswiderstandserhöhung.

	Halothane (%)	Enflurane (%)	Isoflurane (%)
Induction excitement—minimal	19	46	37
Induction excitement—moderate	6	11	16
Induction excitement—severe	0	3	0
Induction breath-holding	7	10	16
Induction cough	5	16	27
Induction hiccough	1	8	0
Induction laryngospasm	1	5	12
Clonic movement	0	4	0
Recovery delirium	8	37	19
Recovery nausea	5	5	6
Recovery vomiting	5	3	4

Abb. 17 Vergleich von Halothan, Enflurane und Isoflurane bei
Kindern, aus: Horne, J., Ahlgren, E.W.; Halothane, enflurane and isoflurane for out-patent surgery; a pediatric case
series, presented before American Society of Anesthesio-
logists, San Francisco, Oct. 1973

Bei Erwachsenen liegt die minimale alveoläre Konzentration bei 1,3 % und damit zwischen dem von Halothan 0,76 und Enfluran 1,7. Für Kinder dürfte ähnlich wie bei den anderen volatilen Anästhetika eine erhöhte alveoläre Konzentration existieren (Lowe, 1972). Der Hauptvorteil der Substanz liegt in der geringen Metabolisierungsrate. Außerdem scheint die Aufwachphase geringfügig verkürzt zu sein (Steward, 1981). Zusammenfassend kann jedoch gesagt werden: Enflurane und sein Isomer stellen tolerable, aber teuere Alternativen zum Halothan in der ambulanten pädiatrischen Anästhesie dar.

Seit der Mitte der fünfziger Jahre hat die Relaxierung Eingang in die pädiatrische Anästhesie gefunden. Schon 1955 postulierte Stead, daß Neugeborene toleranter gegenüber Succinylcholin und sensibler auf kompetitive Blocker reagieren. Die sog. Succinylcholintoleranz beruht nach heutiger Auffassung auf dem relativ großen Extrazellulärvolumen, zumal auch die Abnahme der Toleranz zeitlich mit der relativen Zunahme des Intrazellulärvolumens zusammenfällt (Kalow, 1963). Die erhöhte Toleranz wurde auch im Zusammenhang mit einer erhöhten Cholesterinaktivität diskutiert. Die Pseudocholinesterasespiegel sind bei reifen Neugeborenen jedoch um ein Drittel niedriger als bei Erwachsenen (Lehmann, 1957), auch beträgt die Aktivität nur ein Drittel der Aktivität beim Erwachsenen

Succinylcholin kann sowohl intravenös als auch intramuskulär appliziert werden und wird durch die Pseudocholinesterase zu Succinylmonocholin und weiter zu Succinat und Cholin abgebaut (Foldes, 1953). Nach intravenöser Gabe tritt der Block innerhalb von 10-20 Sekunden auf und dauert 3-10 Minuten (Kalow, 1963). Die Dosierung beträgt beim reifen Neugeborenen intramuskulär und intravenös 1,5 mg/kg KG, beim Säugling 1,5 mg/kg KG i.v. und 2 mg/kg KG i.m.. Von Liu werden aufgrund elektrophysiologischer Messungen 4 mg/kg KG i.m. postuliert (Liu, 1980).

Als depolarisierendes Muskelrelaxans ruft Succinylcholin kurzfristige Muskelfaserfaszikulationen hervor, bei Säuglingen fehlen sie jedoch völlig, bei kleinen Kindern sind sie nur schwach ausgeprägt (Busch, 1961). Durch die Depolarisierung kommt es zu einer kurzfristigen passageren Hyperkaliämie. Sie ist beim Membranschaden, z.B. nach längerer Immobilisation und bei Verbrennungen besonders hoch. Aufgrund seiner chemischen Struktur ruft Succinylbischolin direkt muscarinische, also vagale Reaktionen am Sinusknoten hervor, die jedoch mit Atropin 0,02-0,03 mg/kg KG i.v. antagonisiert werden können.

Pancuroniumbromid ist ein nicht depolarisierendes Relaxans und wurde gegen Ende der sechziger Jahre in die Klinik eingeführt. Dieses Aminosteroid löste das d-Tubocurarin ab, indem es fünfmal potenter, weniger ganglienblockierend und histaminfreisetzend war und somit weniger hämodynamische Probleme verursachte. Ganz im Gegenteil, Pancuronium ruft eher Hypertonie und Tachykardie hervor (Loh, 1970, Waud, 1975).

Die volle effektive Dosierung beträgt etwa 0,08 mg/kg KG und relaxiert für 25-90 Minuten in Abhängigkeit von der Anästhesieform, vom pH und der Temperatur. Azidität und Temperaturanstieg steigern die Toleranz. Die Wirkung kann verlängert werden durch die kombinierte Gabe von Neomycin, Streptomycin, Polymyxin B, Canamycin, wie dies auch für d-Tubocurarin beschrieben worden ist, und zwar wird durch diese Substanzen ähnlich wie durch Magnesium die Freisetzung von Acetylcholin aus den präganglionären Speichern durch kompetitive Verdrängung von Calcium verhindert (Pittinger, 1959, Corrado, 1959, Doremus, 1959).

Durch Chelatbildung mit Calciumionen kann Tetracyclin ebenfalls einen neuromuskulären Block hervorrufen. Entsprechend der Pathogenese sind diese Blockaden mit Calcium aufhebbar. Die Metabolisierung von Pancuronium erfolgt über die Leber, 30–40 % werden über die Galle ausgeschieden, 45 % werden hydroxiliert, davon ist die Hälfte noch aktiv und die Ausscheidung geschieht größtenteils über die Niere, so daß die Wirkung bei Nierenversagen, aber auch bei Leberversagen verlängert sein kann. Die Anwendung bei Kindern wurde von Bennett (1971) untersucht, der mit einer Dosierung von 0,08 mg/kg KG eine voll ausreichende Relaxierung erreichen konnte; Goudsouzian konnte für sein Patientenkollektiv (6 Wochen bis 7 Jahre) die Dosierung auf 0,06 mg/kg KG vermindern. Dangel (1979) verwendete bei Frühgeborenen 0,04 mg/kg KG, reifen Neonaten 0,06 mg/kg KG, bei Kindern 0,01 mg/kg KG. Die Antagonisierung ist gut mit Neostigmin 0,08 mg/kg KG nach Vorgabe von 0,02 mg/kg KG Atropin durchführbar, doch sollte man eine vierzigminütige Latenzzeit nach der ersten Applikation abwarten.

Drug	Intubation Dosage mg/kg	Surgical Relaxation Dosage mg/kg	Metabolism and Excretion	Side Effects
d-Tubocurarine	0.6, IV	0.2–0.6, IV	Renal and hepatic	Hypotension and possible bronchospasm with rapid high dose infusion (Histamine release and/or ganglionic blockade)
Gallamine	3–4, IV	1.0–3.0, IV	Renal	Tachycardia (Vagolysis)
Pancuronium	0.1–0.15 IV	0.04–0.07 IV	Renal and hepatic	Tachycardia (Vagolysis)
Metocurine	0.3, IV	0.1–0.3, IV	Renal	No circulatory effects
Succinylcholine	1.0–3.0, IV or IM		Plasma cholinesterase	Bradycardia, particularly with repeated bolus IV infusion. Significant increase in intraocular pressure.

Antimuscarinic	Dosage	Anticholinesterase	Dosage
Atropine	0.02–0.03 mg/kg	Neostigmine	0.04–0.08 mg/kg
Glycopyrrolate	0.01 mg/kg	Pyridostigmine	0.1–0.2 mg/kg
		Edrophonium	0.75 mg/kg

Abb. 18 Muskelrelaxantien in der pädiatrischen Anästhesie
   aus: Gregory, G.A., Pharmacology in: Pediatric Anesthesia
   ed. by Gregory, G.A., Churchill Livingstone, New York 1983

Dialyl-Nor-Toxiferin (Alloferin) ist ein halbsynthetisches Relaxans vom depolarisationshemmenden Typ. Es wirkt zweimal schwächer und mit 20 Minuten Wirkzeit erheblich kürzer als Pancuronium (Seeger, 1962). Die Initialdosierung für Alloferin beträgt 250 µ/kg KG. Die Nebenwirkungen sind gering; eine ganglionäre Sympathikusblockade wie beim Curare tritt erst bei Überdosierungen auf. Eine Histaminliberation ist für die mit der Anwendung von Alloferin beobachteten Blutdruckabfälle verantwortlich. Da die erschlaffende Wirkung der Kiefer- und Kehlkopfmuskulatur mit diesem Medikament gering ist und langsam einsetzt, ist es zur Intubation weniger geeignet. Für Alloferin liegen keine pharmakokinetischen Untersuchungsbefunde für Kinder vor. Empirische Werte sind 0,1 mg/kg KG bei Frühgeborenen, 0,2 mg/kg KG für reife Neonaten, 0,3 mg/kg KG für Kinder (Dangel, 1979). Da Alloferin über die Niere ausgeschieden wird, ist die Wirkung bei renaler Insuffizienz verlängert (Raaflaub, 1972).

Bei Untersuchungen von Substanzen mit dem Grundgerüst des Pancuroniums zeigte das monoquatinäre Analogon des Pancuroniums, das Vecuronium, vielversprechende Eigenschaften. Als Nocuron ist dieses kurzwirksame, kompetitive Muskelrelaxans seit kurzem in die Klinik eingeführt. Bei einer Dosierung von 100 µ/kg KG kann nach etwa 1,5 Minuten intubiert werden, die Wirkdauer beträgt etwa 30 Minuten. Die Eliminationshalbwertzeit dauert ebenfalls etwa eine halbe Stunde. 15 % werden über die Nieren ausgeschieden, der größte Anteil wird über die Leber verstoffwechselt und biliär eliminiert. Deshalb ist auch bei hoher Dosierung bei fehlender Nierenfunktion die Halbwertzeit kaum verlängert. Ein Kumulationseffekt bei Repititionsdosen von 20 µ/kg KG wurde nicht beobachtet (Kerr, 1982, Buzello, 1982). Das Medikament scheint auch für diesen hier zu besprechenden Aspekt interessant zu sein, doch tastet man sich ja gerade erst an die Erwachsenendosen heran und über den Einsatz bei Kindern liegen derzeit noch zu wenig Berichte vor.

Im Zusammenhang mit der ambulanten Narkose sind die Lokalanästhetika von ihrem pharmakologischen Standpunkt aus nicht so interessant, da bei Säuglingen und Kleinkindern immer eine Lokalanästhesie mit einer Vollnarkose kombiniert werden sollte. Bei den größeren Kindern kommt auch nur der Bier'sche Block und der axilläre Plexus in Frage, da rückenmarksnahe Regionalanästhesien weniger für die Ambulanznarkose geeignet zu sein scheinen.

Weiterhin stellt das Problem der Lokalanästhesie im Kindesalter weniger ein pharmakokinetisches dar, wenn man davon absieht, daß die Verstoffwechselung der amidartigen Lokalanästhetika eine suffiziente Leberfunktion voraussetzen, insbesondere eine ausreichende Hydroxilierung, vielmehr scheint das Problem ein applikationstechnisches, mengenmäßiges bzw. volumenmäßiges zu sein, da die Penetrationsfähigkeit und die lokale Reaktion beim Kind gegenüber den Lokalanästhetika nicht anders als beim Erwachsenen ist.

Literatur
1. Agurell, S.; Berun, A., Ferngren, H., Hellström B.:
   Plasma levels of diazepam after parenteral and rectal application
   in children.
   Epilepsia 16, 277 (1975)

2. Amrein, R., Cano J.P., Hügin, W.:
   Pharmakokinetische und pharmakodynamische Befunde nach einmaliger,
   intravenöser, intramuuskulärer und oraler Applikation von Rohypnol.
   Wissenschaftlicher Dienst Roche, Basel (1976)

3. Amrein, R.:
   Zur Pharmakokinetik und zum Metabolismus von Flunitrazepam.
   in: Rohypnol (Flunitrazepam) Pharmakologische Grundlagen - klinische
   Anwendung, Hrsg.: F.W. Ahnefeld, H. Bergmann, C. Burri, W. Dick,
   M. Halmagyi, G. Hossli, E.Rügheimer, Springer, Berlin, Heidelberg,
   New York, 1978

4. Anton, A.H.:
   Increasing activity of Sulfonamides with displacing agents: A review.
   Annuals of the New York Academy of Sciences, 226, 273 (1973)

5. Ayer, W.:
   Premedication in pediatric anesthesia (Chlorprothixene, a potent neu-
   roplegic agent).
   in: Congressus mundialis Anaesthesiologicae, Sao Paulo /Braz.
   Sept. 20.-26. 1964 Tonno II 142 (1964)

6. Barash, P.G., Glanz, S., Katz, J.D.
   Ventricular function in children during halothan anesthesia,
   an echocardiographic evaluation.
   Anesthesiology. 49, 79 (1978)

7. Bauer-Miettinen, U., Horazdovsky-Nabak, R.:
   Chlorprothixen als Prämedikation bei Kindern, orale contra muskuläre
   Verabreichung.
   Anaesthesist, 24, 354 (1975)

8. Bauer-Miettinen, U.:
   Die Prämedikation und Narkoseeinleitung beim Kleinkind.
   Anaesth. Intensivmed., 21, 176 (1980)

9. Bennett, E.J., Daughety, M.J., Bowyer, D.E.:
   Pancuronium bromide, experiences in 100 pediatric patients.
   Anesth. Analg. (Cleve) 50, 798 (1971)

10. Biesing, C., Knuth, P.
    Ketanest als Transportanalgetikum in Ketamin (Ketanest).
    in: Notfall- und Katastrophenmedizin, Hrsg. Dick, W., Perimed,
    Erlangen 1980

11. Busch, G.H., Roth, F.:
    Muscle pains after suxamethonium chloride in children
    Br. J. Anaesth., 33, 151 (1961)

12.Buzello, W., Nöldge, G.:
Repetitive administration of pancuronium and vecuronium (Org. NC 45, Norcuron) in patients undergoing long lasting operations.
Br. J. Anaesth., 54, 1151 (1982)

13. Chang, T., Glazko, A.J.:
Biotransformation and disposition of ketamine
Int. Anesth. Clin. 12, 157 (1974)

14. Cole, W.H.J.:
Midazolam in pediatric anesthesia.
Anesth. Intens. Care 10, 36 (1982)

15. Cook, D.R., Stiller, R., Dayton, P.:
Pharmacocinetics of ketamine in infants and small children.
Anesthesiology 57, A 428 (1982)

16. Corrado, A.P., Ramos, A.O., De Escebor, C.T.:
Neuromuscular blockade by neomycin; potentation by other anesthesia and d-tubocurarine and antagonism by calcium and prostigmine.
Arch. Int. Pharmacodyn. 121, 380 (1959)

17. Dangel, P.:
Indikation, Technik und Gefahren der Narkose im Rahmen endoskopischer Untersuchungen bei Kindern.
Z. Kinderchirurgie 27, Supp. 14 (1979)

18. Davies, D.R., Doughty, A.G.
Premedication in children, a trial of intramuscular droperidol, droperidol phenoperidine, papaveretrum hyoscine and normal saline.
Br. J. Anaesth. 43, 65 (1971)

19. Dick, W.
Intravenöse Kurznarkosen.
Winthrop, Neu Isenburg 1980

20. Doenicke, A., Kugler, J., Schellenberger, A., Gürtner, Th., Spiess, W.:
Die Erholungszeit nach Narkosen mit DHB und Fentanyl.
Arzneimittel-Forschung 15, 269 (1965)

21. Doremus, W.P.:
Respiratory arrest following intraperitoneal use of neomycin.
Ann. Surg. 149, G46 (1959)

22. Dudziak, R.:
Droperidol in der modernen Anästhesiologie und Intensivmedizin.
Edit. Janssen 1980

23. Dundee, J.W., Moore, J., Glarke, R.S.J.:
Studies of drugs given before anesthesia pethidine 100 mg alone and with atropine or hyoscine.
Br.J. Anaesth. 36, 703 (1964)

24. Dupre, L.J., Stieglitz, P.
Extrapyramidal syndromes after premedication with droperidol in children. Br. J. Anaesth. 52, 831 (1980)

25. Ehrnebo, M., Agurell, S., Jallin, B., Boreus, L.O.:
Ages differences in drugbinding by plasmaproteins: studies on human foetusses neonates and adults.
Europ. J. Clin. Pharm. 3, 189 (1971)

26. Evans, E.F.:
Blood flow in muscle groups and drug absorption.
Clin. Pharm. Ther. 17, 44 (1975)

27. Fink, R.B.:
Diffusion anoxia.
Anesthesiology 16, 5 (1955)

28. Fisher, D.M., Cronnelly, R., Miller, R.D., Sharma, M.:
The neuromuscular pharmacology of neostigmine in infants and children.
Anesthesiology 59, 220 (1983)

29. Foldes, E.F., Rhodes, D.H.:
Role of plasma cholinesterase in anesthesiology.
Anesth. Analg. (Cleve) 32, 305 (1953)

30. Friis-Hansen, J.B.:
Changes in body water compartments during growth.
Acta Paediatr. Scand. Suppl. 110, 1 (1957)

31. Ganshorn, A., Kurz, H.:
Unterschiede zwischen der Proteinbindung Neugeborener und Erwachsener und ihre Bedeutung für die pharmakologische Wirkung.
Naunyn-Schmiedebergs Archiv für Pharmakologie und experimentelle Pathologie 260,117 (1968)

32. Gemperle, G.N., Rouge, J.C.:
Experience clinique du midazolam en anesthésie pédiatrique.
Méd. et. Hyg. 39, 3776 (1981)

33. Gladtke, E., Heimann, G.:
Pharmakokinetik in der Neugeborenenzeit.
in: Pädiatrie in Praxis und Klinik, Hrsg. Bachmann, K.D., Fischer/ Thieme, Stuttgart 1980

34. Gladtke, E., Heimann, G.:
The rate of elimination functions in kidney and liver in young infants.
in: Basis and Therapeutic Aspects of Perinatal Pharmacology, Hrsg. P.L. Morselli, S. Garantini, F. Sereni., Raven Press, New York 1975

35. Goudsouzian, N.G., Ryan, J.F., Savarese, J.J.:
The neuromuscular effects of pancuronium in infants and children.
Anesthesiology 41, 95 (1974)

36. Goudsouzian, N.G.:
Comparison of equipotent doses of nondepolarizing muscle relaxants in children.
Anesth. Analg. 60, 862 (1981)

37. Grant, I.S., Nimmo, W.S.:
    Analgesic effect of i.m. and oral ketamine.
    Br.J. Anaesth. 53, 805 (1981)

38. Gregory, G.A.
    Pharmacology.
    in: Pediatric Anesthesia ed. by Gregory, G.A., Churchill Livingstone,
    New York 1983

39. Hannallah, R.S., Abramowitz, M.D., McGill, W.A., Epstein, B.S.:
    Physiostigmine does not speed recovery following rectal methohexital
    induction in pediatric outpatients.
    Anesthesiology 57, A 412 (1982)

40. Horne, J., Ahlgren, E.W.:
    Halothane, enflurane and isoflurane for outpatient surgery,
    a pediatric case series, presented before American Society of Anesthe-
    siologists, San Francisco, Okct. 1973

41. Hoyal. R.H.A., Prys-Roberts, C., Simpson, P.J.:
    Enflurane in outpatient dental anesthesia.
    Br.J. Anaesth. 52, 219 (1980)

42. Hyvarinen, M., Zelter, P., Oh, W., Stiehm, E.R.:
    Influence of gestational age on serum levels of α_1-fetoprotein,
    IgG-globulin and albumin in newborn infants.
    Journal of Pediatrics 82, 430 (1973)

43. Idvall J., Holasek, J., Stenberg, P.:
    Rectal ketamine for inducation of anesthesia in children.
    Anesthesia 38, 60 (1983)

44. Julien, R.M., Kavan, E.M., Elliott, H.W.:
    Effects of volatile anesthetics agents on EEG activity recorded
    in limbic and sensory systems.
    Can. Anaesth. Soc. J. 19, 263 (1972)

45. Kalow, W.:
    Relaxants: in Popper, E.M., Kitz, R.J., eds. Uptake and distribution
    of anesthetic agents, McGraw Hill-Book, New York 1963

46. Kay, B.
    Neurolept anesthesia for neonates and infants.
    Anesth. Analg. (Cleve) 52, 970 (1973)

47. Kerr, W.J., Baird, W.L.M.:
    Clinical studies on ORG NL 45: Comparison with pancuronium.
    Br. J. Anaesth. 54, 159 (1982)

48. Kortilla, K., Linnola, M.:
    Skills related to driving after intravenous diazepam, flunitrazepam
    or droperidol.
    Br. J. Anesth. 46, 961 (1974)

49. Krasner, J., Giacoia, G.P., Yaffe, S.J.:
    Drug-proteinbinding in the newborn infant.
    Annals of the New York Academy of Sciences 226, 191 (1973)

50. Krauss, G., Taeger, K.:
    Methohexital zur rektalen Narkoseeinleitung bei Kindern.
    Anästh. Intensivther. Notfallmed. 17, 285 (1982)

51. Kupferberg, H.G., Way, E.L.:
    Pharmacologic basis for the increased sensitivity of the newborn
    rat to morphine.
    Pharmacol. Exp. Therap. 151, 105 (1963)

52. Kurz, H., Neumann, H.G., Forth, W., Henschler, D., Rummel, W.:
    Allgemeine Pharmakologie.
    in: Allgemeine und spezielle Pharmakologie und Toxikologie, Hrsg.:
    Forth, W., Henschler, D., Rummel, W., Bibliographisches Institut,
    Zürich 1975

53. Langrehr, D., Kluge, I.:
    Zur Anwendung von Ketamin in der Kinderanästhesie.
    Z. Kinderchirurgie 7, 1 (1969)

54. Lehmann, H., Cook, J., Ryan, E.:
    Pseudocholinesterase in early infancy.
    Prac. R. Soc. Med. 50, 147 (1957)

55. Liu, L.M.P., De Cook, Th., Goudsouzian, N.G., Ryan, J.F., Liu, P.:
    Dose response of intramuscular succinylcholine in children.
    Anesthesiology 53,S336 (1980)

56. Liu, L.M.P., Cote, C.J., Goudsouzian, N.G., Dedrick, D.F., Vacanti,
    F.X.:
    Response to intravenous induction doses of methohexital in children.
    Anesthesiology 55, A 330 (1981)

57. Liu, L.M.P., Goudsouzian, N.G.:
    Neuromuscular effects of intramuscular succinylcholine in infants.
    Anesthesiology 57, A 413 (1982)

58. Lockhart, CH., Nelson, W.L.:
    The relationship of ketamine requirement to age in pediatric patients.
    Anesthesiology 40, 507 (1974)

59. Loh, L.:
    The cardiovascular effects of pancuronium bromide in man.
    Anesthesia 25, 356 (1970)

60. McGarry, P.M.F.:
    A double blind study of diazepam, droperidol and meperidine as
    premedications in children.
    Can. Anaesth. Soc. J. 17, 157 (1970)

61. Morselli, P.L., Principi, N., Tognoni, G., Reali, F., Belvedere, G., Standen, S.M., Sereni, F.:
Diazepam elemination in premature and full term infants and children.
J. Perinat. Med. 133, 141 (1973)

62. Morselli, P.L., Cuche, H., Zarifian, E.:
Pharmacokinetics of psychotropic drugs in the pediatric patient.
Adv. Biol. Psychiat. 2, 70 (1978)

63. Mortensson, W., Nilsson, J.:
Effect of halothane on arterial hepatic blood flow as reflected at coeliac angiography.
Pediatr. Radiol. 5, 183 (1977)

64. Nemes, C., Niemer, M, Noack, G.:
Datenbuch der Anästhesie.
Fischer, Stuttgart 1979

65. Nicodemus, H.F., Nassiri- Rahimi , C., Bachman, L., Smith, T.C.:
Mean effective doses ED 50 of halothane in adults and children.
Anesthesisology 31, 344 (1969)

66. Peopescu, D.T.:
Clinical experience with etomidate.
in: Anaesthesia and Pharmakologiy, Eds. J. Speardijk, H. Mattie:
University Press, Leiden 1976

67. Pittinger, C.B., Long, J.P.:
Potential dangers associated with antibiotic administration during anesthesia and surgery.
Arch. Surg. 79, 207 (1959)

68. Price, H.L., Kornat, P.J., Safer, J.N., Connor, E.H., Price, A.L.:
The uptake of thiopental by body tissues and its relation to duration of narcosis.
Clin. Pharmacol. Ther. 1, 16 (1960)

69. Raaflaub, J., Frey, P.:
Zur Pharmakokinetik von Diallyl-nortoxiferin beim Menschen.
Arzneimittelforschung 22, 73 (1972)

70. Resurreccion, M.A., Casthel, Y.P., Dimentel, C., Cottrell, J.E., Velcek, F.:
Serumbromidepast halothane in infants and young children.
Anesthesiology 55, A 327 (1981)

71. Robinson, S., Gregory, G.A.
Circulatory effects of anesthesia in the developing sheep, II enflurane.
Anesthesiology 53, S 331 (1980)

72. Roche
Wissenschaftliche Information zu Dormicum.-Roche Edit. Roche, Basel 1983

73. Root, B., Loveland, J.P.:
A comparative evaluation of chlorprothixen and secobarbital for pediatric premedication.
J. Clin. Pharmacol. 11, 56 (1971)

74. Ryhanen, P., Kangas, T., Rantakyla, S.:
Premedication for outpatient adenoidectomy comparison between ketamine and pethidine.
Laryngoscope 90, 494 (1980)

75. Sadove, M.S., Saulman, M., Hatano, S., Fevold, N.:
Analgesic effects of ketamine administered in subdissociative doses.
Anesth. Analg. (Cleve) 50, 452 (1971)

76. Saint-Maurice, C., Laguenie, G., Couturier, C., Goutail-Flaud, F.:
Rectal ketamine in pediatric anesthesia.
Br. J. Anaesth. 51, 573 (1979)

77. Salanitre, E., Rakow, H.:
The pulmonary exchange of nitrous oxide and halothane in infants and children.
Anesthesiology 30, 388 (1969)

78. Schaer, J., Jenny, E.:
Plasmakonzentration und Plasmaeiweißbindung von Droperidol und Fentanyl.
in: Henschel, W.F.: Neue klinische Aspekte der Neuroleptanalgesie, Schattauer, Stuttgart, 1970

79. Schumacher, M.J.:
Brevital sodium for basal anesthesia in pediatries.
J. Am. A. Nurse Anestesists 30, 283 (1962)

80. Seeger, R., Ahnefeld, F., Hauenschild, E.:
Erfahrungen mit dem neuen synthetischen Muskelrelaxans Ro 4-3816, einem Derivat des Calebassenderivats Toxiferin.
Anaesthesist 11, 37 (1962)

81. Sehati, W.:
Ketamin, ein Prämedikationsmittel in der Kinderanästhesie.
Anästhesie und Wiederbelebung, Bd. 69 Ketamine, Springer, Berlin 1973

82. Smith, C.A.:
The physiology of the newborn infant.
Thomas Springfield 1951

83. Smith, R.M.
Anesthesia for infants and children.
Mosby, St. Louis 1980

84. Sorbo, S.:
Pharmacokinetics of thiopental in pediatric surgical patients.
Anesthesiology 59, A 448 (1983)

85. Stead, A.L.:
The response of the newborn infant to muscle relaxants.
Br. J. Anaesth. 27, 124 (1955)

86. Stevens, R.W., Hain, W.R.:
    Tolerance to rectal ketamine in paediatric anaesthesia.
    in: Anaesthesia 36, 1089 (1981)

87. Steward, D.J.+
    A trial of enflurane for pediatric outpatient anaesthesia.
    Can. Anaesth. Soc. J. 24, 603 (1977)

88. Steward, D.J.:
    Isoflurane for pediatric outpatients.
    Can. Anaesth. Soc. J. 28, 500 (1981)

89. Stoeckel, H., Hengstmann, J.H., Schüttler, J.:
    Pharmacokinetics of fentanyl as a possible explanation for recurrence
    of respiratory depression.
    Br. J. Anaesth. 51, 741 (1979)

90. Summary of the National Halothane Study.
    Jama 197, 775 (1966)

91. Walts, L.F.:
    The response of newborns to succinylcholin and d- tubocurarin.
    Anesthesiology 31, 35 (1969)

92. Waud, B.E., Waud, D.R.:
    Physiology and Pharmacology of neuromuscular blocking agents.
    in: Katz, R.L.: Monographs in anesthesiology Vol. 3: Muscle relaxants
    Excerpta medica, New York 1975

93. Way, W.L., Costley, E.C., Way, E.L.:
    Respiratory sensitivity of the newborn infant to meperidine and morphi-
    ne.
    Clin. Pharmacol. Ther. 6, 454 (1965)

94. Weber, W.W., Cohern, S.N.:
    Aging effects and drugs in man.
    in: Gilette and Mitchell (eds.) Concepts in Biochemical Pharmacology,
    Vol. 28, Springer, Berlin 1975

95. Wendt, G.:
    Schicksal des Hypnotikums Flunitrazepam im menschlichen Organismus.
    Bisherige Erfahrungen mit Rohypnol (Flunitrazepam) in der Anästhesio-
    logie und Intensivtherapie.
    Wissenschaftl. Dienst, Roche, Basel 1976

96. West, J.R., Smith, H.W., Chasis, H.
    Glomerular filtration rate, effective renal blood flow and maximal
    tubular excretory capacity in infancy.
    J. Pediatries 32, 10 (1948)

97. Wieber, J., Gugler, R., Hengstmann, J.H., Dengler, H.J.:
    Pharmacokinetics of ketamine in man.
    Anaesthesist 24, 260 (1975)

98. Windorfer, A., Künzer, W., Urbanek, R.:
    The influence of age on the activity of acetylsalicylic-acidesterase
    and salicylate binding.
    European Journal of Clinical Pharmacology 7, 277 (1974)

99. Wyant, G.M.:
    Intramuscular ketalar in pediatric anesthesia.
    Cand. Anaesth. Soc. J. 10 72 (1972)

100. Yaffe, S.J., Juchau, M.R.:
     Perinatal pharmacology.
     Ann. Rev. Pharmacol. 14, 219 (1974)

Frage: Bietet sich nicht gerade bei ambulantem Operieren das Etomidate als Einleitungsnarkose an?

Antwort: Das Etomidate löst auch mit den neuen Lösungsmitteln Schmerzen bei der Injektion aus, und kaum etwas ist geeigneter, jede Bemühung um eine kindgerechte Anaesthesie zunichte zu machen als Schmerzen bei der Einleitung. Hinzu kommen die sehr unangenehmen Myokloni, die sich gerade bei Kindern nur schwer vermeiden lassen. Zweifellos lassen sich die Schmerzen bei der Injektion vermindern, wenn z.B. Morphinderivate vorher gegeben werden; diese sind aber bei der ambulanten Versorgung obsolet.

Frage: Was wäre dann die 1. Wahl, falls eine i.v.-Einleitung gewählt wird?

Antwort: Das Thiopental in der Dosierung von 3 - 4 mg/kg KG. Es hat zwar eine längere Halbwertzeit als das Methohexital, aber sowohl die Excitationsphase als auch der Singultus nach Methohexital können sehr störend sein.

Da gerade beim ambulant zu operierenden Kind keine Repetitionsdosen gegeben werden, ist die Gefahr der Kumulation bei Thiopental irrelevant.

Frage: Eignet sich Midazolam?

Antwort: Nein. Midazolam ist kein Schlafmittel, sondern ein Tranquilizer, der in erster Linie hemmende Bahnen stimuliert und nur eine Schlafbereitschaft herstellt. Es ist daher nicht verwunderlich, daß es keine sichere Einschlafzeit gibt, sie variiert sehr stark. Nur unter hoher Dosierung ist ein einschlafähnlicher Effekt nach 1 - 3 Minuten zu erwarten. Als Benzodiazepinabkömmlich ist eine Verwendung bei ambulanter Behandlung in hoher Dosierung sowieso nicht zu empfehlen. Letztlich bleibt die inhalatorische Narkoseeinleitung mit nachfolgender Venenpunktion der Weg der Wahl.

Frage: Wie eignet sich die rektale Narkoseeinleitung mit
           Methohexital?

Antwort: Diese Narkoseeinleitung hat eine Versagerquote, die
           nach allen bisherigen Veröffentlichungen mit ca.
           1o % anzusetzen ist. Es kommt hinzu, daß ganz sicher
           nicht jedes Kind eine rektale Medikamentengabe akzep-
           tiert, einige wehren sich sogar heftig dagegen. Sie
           hat nur dann einen Vorteil, wenn die Anwesenheit der
           Mutter bei der Einleitung möglich ist. Dann enthält
           die Kombination: Mutter und rektale Gabe von Metho-
           hexital insofern einen Vorteil, als eine gesonderte
           Praemedikation unterbleiben kann. Dennoch bleibt
           die Versagerquote hinderlich, weil gerade die ängst-
           lichen und erregten Kinder häufig nicht einschlafen
           und zu einer Repititionsgabe zwingen.

Frage: Was spricht gegen das Alfentanil zur Einleitung?

Antwort: Bei Kindern steigt nach Alfentanil oft der Atemwegs-
           widerstand so an, daß sie sich nicht mehr mit der
           Maske beatmen lassen. Außerdem scheint die Atemde-
           pression gerade bei Kindern doch ausgeprägter zu
           sein, als die ersten Veröffentlichungen vermuten
           ließen. Allerdings liegen keine ausreichenden Erfahrun-
           gen und Untersuchungen bei Kindern vor, so daß schon
           allein dies ein Grund ist, zur Zeit gerade in der
           ambulanten Behandlung von Alfentanil abzuraten.

Frage: Ist nach wie vor dem Halothane der Vorzug zu geben vor
           Ethrane?

Antwort: Die Frage muß sich nicht ausschließlich auf ambulant
           zu versorgende Kinder beziehen. Sie ist zu bejahen,
           denn in der Regel wird leider gerade bei Kindern
           während der Narkose ungewollt hyperventiliert, so daß
           die Krampfbereitschaft unter Ethrane besonders ausge-
           prägt ist.

Die Nachsorge

D. Herberhold, W. Büttner

Die mit der Narkoseausleitung beginnende Nachsorge und
Sorgfaltspflicht endet eigentlich erst mit dem Zeitpunkt,
zu dem eine Beeinträchtigung des kindlichen Befindens
als Folge der vorangegangenen Anästhesie sicher ausgeschlossen werden kann. Da es diese hypothetische Sicherheit nicht gibt, muß die Nachsorge so angelegt sein, daß
nach unseren Kenntnissen und Erfahrungen Schaden vom
Kind mit an Sicherheit grenzender Wahrscheinlichkeit
ferngehalten werden kann.

Vorsorge, Eingriff und Narkosedurchführung spielen entscheidend in die Nachsorge hinein und sind nicht von ihr
zu trennen, denn die Nachsorge "erbt" die Summe der Bedingungen, die das Kind selbst, der Eingriff und die
Narkose aus der vorangegangenen Operation mitbringen.

Von seiten des Kindes selbst sind es im wesentlichen

   a) Grunderkrankung,
   b) Begleiterkrankungen,
   c) altersabhängige physiologische Besonderheiten und
   d) die Stoffwechselbelastung als Folge von Eingriff
      und Narkose.

Begleiterkrankungen scheiden wegen untauglicher Rahmen-
bedingungen für ambulantes Operieren aus. Trotzdem können bestehende oder kürzlich abgelaufene Infekte der
oberen Luftwege, die als nicht gravierend angesehen bzw.
unerkannt blieben, ebenso wie in der Narkoseeinleitung
bei der Ausleitung zu entsprechenden Problemen führen
(35, 23, 12).

Des weiteren müssen wir an die Besonderheit des Kindes
denken, das sich wegen einer schwerwiegenden Erkrankung
stationär z.B. in einer pädiatrischen Einrichtung be-
findet, das zum ambulanten Operieren überstellt wurde

und das am gleichen Tag in diese Klinik zurückgeschickt werden soll. Als Beispiel gilt der Säugling mit Pylorusstenose, der, zur ambulanten Pylorotomie anstehend, oft ausgeprägte Elektrolytentgleisungen mit nachfolgenden Störungen des Säure-Basen-Haushaltes aufweist. Diese Kinder kommen häufig trotz entsprechender Substitution im Zustand der Imbalanz zur Operation. Auf diese spezielle Gruppe von Kindern sei besonders hingewiesen, da sie in vielen Punkten nicht den Kriterien genügt, unter denen ambulantes Operieren stattfinden sollte.

Die altersabhängige Physiologie des Kindes hat erhebliche Auswirkungen auf die postoperative Phase. Während man bei älteren Kindern und Jugendlichen von physiologischen Verhältnissen zunehmend wie bei Erwachsenen ausgehen kann, bringen der Säugling und teilweise noch das Kleinkind Besonderheiten mit sich, die zu erheblichen Störungen in dieser Phase führen können. Hier sei an die wichtigsten physiologischen Grundbedingungen während der Neugeborenen- und Säuglingsentwicklung erinnert (5)

a) cardiovasculäres System:

Der Übergang vom fetalen Kreislauf zum Erwachsenentyp vollzieht sich abschließend erst innerhalb von Wochen mit den daraus resultierenden charakteristischen pathophysiologischen Konsequenzen.

b) Blut:

Infolge des Austausches des fetalen Hb gegen das Erwachsenen-Hb kommt es im Alter von ca. 3 Monaten zu einer kritischen Einschränkung der O_2-Reserve mit entsprechenden Konsequenzen bei zusätzlichem Hb-Verlust.

c) Ausscheidung:

Die Niere des jungen Säuglings kann nicht im selben Maße konzentrieren wie die erwachsene Niere. Auch kann die Diurese bei erhöhtem Wasserangebot nicht gesteigert werden. Zusätzlich ist die Fähigkeit

der Niere, H-Ionen auszuscheiden, gering, was zur
Acidämie führen kann.

d) cardiovasculäre Regulationsmechanismen:

Die Entwicklung der sympathischen Kontrolle des
Blutdrucks, der Durchblutung und der Herzaktion
ist im frühen Säuglingsalter noch nicht voll
abgeschlossen.

Die durch Halothan bedingte postnarkotische Atemdepression beim Säugling ist ebenfalls eine altersabhängige
Reaktion, da der Regelkreis: Chemorezeptoren - afferente
Bahnen - Atemzentraum - efferente Bahnen insgesamt dosis-
abhängig träger reagiert als bei älteren Kindern (5).

Operationstrauma und Narkose lösen eine Reihe von nerva-
len und humoralen Reaktionen aus, die zu Stoffwechselveränderungen führen und von denen im Rahmen der Nachsorge bei Kindern die Veränderung in der Blutzuckerregulation bedeutsam ist.

Wie Altemeyer und Mitarbeiter nachweisen konnten (1981),
kommt es bereits während der Narkose und Operation zu
einem deutlichen Anstieg des Glukagons, das als Antago-
nist des Insulins die insulinabhängige Glukoseaufnahme
hemmt. Die postoperativ zu beobachtende verringerte
Glukosetoleranz läßt sich durch diese als relativen In-
sulinmangel zu bezeichnende hormonelle Umstellung erklären. Einerseits lassen sich dadurch Hypoglykämien
verhindern, andererseits kann eine übermäßige Kohlenhy-
dratzufuhr zu Hyperglykämien führen. Daher ist der Koh-
lenhydratanteil an altersentsprechenden Elektrolytlösun-
gen nicht höher als 5 % zu wählen (4).

Ausgiebigere Untersuchungen über andere wesentliche Vorgänge im Rahmen der Stoffwechselveränderungen nach kleinen chirurgischen Eingriffen bei Kindern liegen bisher
nicht vor.

Als zweite Gegebenheit sehen wir in der Nachsorge die
Bedingungen, die der Eingriff selbst mit sich bringt:

a) Komplikationen (z.B. Nachblutungen), die möglicherweise ein Verbleiben des Patienten im Krankenhaus
bedingen und

b) Schmerzen sowie schmerzhafte Funktionseinschrän-
kungen als Folgen des operativen Eingriffs.

Über die Rate der operationsbedingten Komplikationen
nach ambulanten Eingriffen finden sich in der Literatur
unterschiedliche Ergebnisse. Diese schwanken zwischen
0 - 5 % (1, 2, 30, 25, 26, 27) und beinhalten teilweise
nicht aufgeschlüsselt postoperative und postanästhesiolo-
gische Komplikationen in einem (siehe Tab. 1).

Ahlgren	2	%	(Fallzahl nicht mitgeteilt)
Steward	0,1	%	(n = >8.500)
Reismann et al.	0	%	(n = 438)
Eigene	1	%	(n = 96)

Tab. 1: Komplikationen nach ambulanten Eingriffen
im Kindesalter, die einen Verbleib im Krankenhaus zur Folge hatten

Eine Komplikation wie die Nachblutung hängt natürlich
auch mit dem Eingriff und der Beschaffenheit des Opera-
tionsgebietes zusammen. So sind Nachblutungen nach Tonsillektomien (26) erwartungsgemäß häufiger zu beobachten
als nach z.B. Cystoskopien. Außerdem ist an die Möglichkeit zu denken, daß bei Statistiken mit extrem niedriger
Komplikationsrate im Vergleich zu anderen Datensammlun-
gen evtl. aufgetretene Probleme wie Nachblutungen in
anderen Einrichtungen versorgt und somit nicht mehr
registriert wurden.

Der postoperative Schmerz ist hinsichtlich Sicherheit
und Qualität der Nachsorge bei Kindern besonders zu beachten (22), weil gerade dieser Schmerz bei ihnen eine
nachhaltige psychische Wirkung hinterläßt.

Die dritte und entscheidende Gegebenheit für die Nachsorge ist die Narkose einschließlich der vorangegangenen
Prämedikation. Dabei interessieren uns im Zusammenhang
mit ambulantem Operieren bei Kindern der sinnvolle Einsatz der angewendeten Medikamente ebenso wie deren Nebenwirkungen, die bis weit in die postoperative Phase
hineinreichen.

Allgemein gilt, daß prolongierte Effekte zu erwarten
sind bei:

  a) hohen Dosen,

  b) langwirkenden Medikamenten in Abhängigkeit ihrer
     Metabolisierung, Verteilung und Akkumulation und

  c) bei Zufuhr von Medikamenten per kontinuierlicher
     Infusion.

Wenn auch wegen des Bedarfes einer längeren postoperativen Beaufsichtigung bei ambulanten Eingriffen der
Inhalationsnarkose gegenüber der NLA der Vorzug zu
geben ist (19), so bestehen auch nach kurzen Narkosen mit
Inhalationsanästhetika (3 - 4 Min.) Störungen über viele
Stunden. Nach Halothan wurden dabei von Kortilla (1977)
noch nach 5 Stunden psychomotorische Störungen und
Fahruntüchtigkeit festgestellt (16). Noch 12 Stunden
nach einer Injektion von 2 mg/kg KG Methohexital zeigt
das EEG Schlafzeichen (10). Diese Ergebnisse aus Untersuchungen an Erwachsenen müssen insofern auch bei Kindern berücksichtigt werden, als noch einmal daran erinnert werden muß, daß die häusliche Nachsorge Sicherheits-
kautelen unterliegt.

Folgende Faktoren werden in der Aufwachphase nach Verabreichung von Inhalationsanästhetika wirksam (nach List,
20):

1) Löslichkeit der Anästhetika, charakterisiert durch
   den Blut-Gas-Verteilungskoeffizienten und den Gewebe-
   Blut-Verteilungskoeffizienten. Dabei bewirkt zunehmende
   Löslichkeit, daß die Dauer der Aufwachphase zunimmt.

2) Dauer der Anästhesie.

Je länger eine Inhalationsnarkose dauert, desto länger
ist die Aufwachphase.

3) Herzzeitvolumen.

Eine Kreislaufverschlechterung mit Abnahme des HZV
führt zu einer Verzögerung der Aufwachphase. Hier ist
unter Berücksichtigung einer möglicherweise mehrstün-
digen Flüssigkeitskarenz sowie eines vielleicht nur
geringen Blutverlustes oder Flüssigkeitsverlustes infolge Hyperthermie an ausreichende perioperative In-
fusionstherapie zu denken.

4) Temperaturabfall.

Bei Wärmeverlust, insbesondere bei Säuglingen und
Kleinkindern, verlängert sich die Aufwachzeit einerseits
durch Verschlechterung der regionalen Zirkulation
und andererseits durch Veränderung der Löslichkeit.

Zusätzlich stellen das Muskelzittern und gelegentliche
Kopfschmerzen Probleme in der Aufwachphase nach Halothan-
gabe dar (24, 36, 30).

Einer der Gründe für die notwendige mehrstündige Über-
wachung der anästhesierten Kinder ist die Furcht vor der
Aspiration von Mageninhalt, aber auch die Sorge einer
Dehydratation bei anhaltendem Erbrechen. Zwar gibt es
Mitteilungen über die Inzidenz des postnarkotischen Er-
brechens mit Angaben von 7 - 21 % (6, 8, 1, 7, 31) und
vereinzelt darüber; es fehlt jedoch in der Regel die
Angabe über den Zeitpunkt des Erbrechens.

Als einzuhaltende Zeit der Flüssigkeitskarenz nach Nar-
kosen bei Kindern existieren ebenfalls kaum verbindliche
Aussagen. Sueß gibt als mindeste Frist 4 Stunden an (34).
Unerwähnt bleibt bei ihm die Angabe über vorangegangene
Masken- oder Intubationsnarkose.

Bezüglich des zeitlichen Abstandes von Narkoseende bis
zur Entlassung besteht eine große Unsicherheit, weil es

keine begründeten und nachprüfbaren Empfehlungen gibt.
So gibt Sueß 4 Stunden an (34); Steward unterschreitet
diese Zeit je nach Eingriff und Narkosezeit bis zu
3 Stunden und entläßt das Kind bei entsprechenden Voraussetzungen bereits nach 1 Stunde (33); Landauer sieht
2 Stunden nach Barbiturat, Propanidid, Etomidate, Lach-
gas-, Enfluran- oder Halothannarkosen im allgemeinen
eine Straßenfähigkeit, mit der der Patient entlassen
werden kann (18).

Um zu diesen, zum Teil wenig präzisen Aussagen und dem
uneinheitlichen Vorgehen einen Diskussionsbeitrag leisten
zu können, führten wir eine prospektive Studie an ambulant operierten Kindern durch, die innerhalb 6 Wochen in
unserer kinderchirurgischen Abteilung versorgt wurden.

Material und Methode:
96 Kinder, Durchschnittsalter 59,7 $\pm$ 47,3 Monate;
das jüngste Kind war 0,9 Monate und das älteste 14 Jahre
alt.

Nach Praemedikation mit Atropin/Thalamonal i.m. (0,01 mg/
kg KG; 0,03 mg/kg KG; n = 18) und Desitin rectal,
Atropin/Ketanest i.m. (0,5 mg/kg KG; 0,01 mg/kg KG;
2 mg/kg KG; n = 71) wurde bei 75 Kindern eine Inhala-
tionsmaskennarkose und bei 21 Kindern eine Inhalations-
intubationsnarkose durchgeführt. Als Narkosemittel wurde
einheitlich Halothan/Lachgas verwendet.

Die durchschnittliche Anästhesiezeit betrug 31 $\pm$ 15 Minuten (siehe Tab. 2), die Verweildauer in unserem Aufwachraum betrug im Mittel 41 $\pm$ 24 Minuten (siehe Tab. 3).

Autor	n	Anästhesiezeit (Min.)
Ahlgren et al.	977	50
Cloud et al.	497	46
Davenport et al.	833	40
Eigene	96	31

Tab. 2: Durchschnittliche Narkosedauer bei
ambulanten Eingriffen im Kindesalter

Autor	Verweilzeit (Min.)
Ahlgren et al.	102
Cloud et al.	71
Eigene	41

Tab. 3: Durchschnittliche Verweilzeit im Aufwachraum bei ambulanten Eingriffen im Kindesalter

Bezüglich der einzuhaltenden Flüssigkeitskarenz wandten wir folgende, bei uns schon seit Jahren erprobte Regelung an:

Erste orale Flüssigkeitszufuhr nach:

a) 60 Minuten nach Maskennarkosen mit Halothankonzentration bis 1,5 Vol. % bis zu einer Gesamtdauer von 15 Minuten,

b) 120 Minuten nach Maskennarkosen, die diese Werte überschritten,

c) 6 Stunden nach Intubationsnarkosen.

Wenn die orale Flüssigkeitszufuhr problemlos vonstatten ging oder eventuell aufgetretene Übelkeit oder Erbrechen abgeklungen waren, wurde das Kind nach Hause entlassen.

Ergebnisse:

In unserer Untersuchung ergaben sich, was das postoperative Erbrechen angeht, folgende Zahlen (siehe Tab. 4):
3 Kinder erbrachen vor oraler Flüssigkeitszufuhr,
10 Kinder erbrachen danach.

Erbrechen nach erstem Trinken kam nach Intubationsnarkosen in 2 Fällen (= 10 %) und nach Maskennarkosen in 9 Fällen (= 12 %) vor.

Autor		n	Postoperatives Erbrechen		
			vor oraler Flüssig- keitszufuhr	nach oraler Flüssig- keitszufuhr	insge- samt
Davenport	1971	–	–	–	21 %
Ahlgren	1971	–	–	–	21 %
Cloud	1972	–	–	–	11 %
Steward	1973	–	–	–	15 %
Büttner	1982	205	2,5 %	4,7 %	7,2 %
Eigene	1984	96	3,0 %	10,0 %	13 %

Tab. 4: Postoperatives Erbrechen nach Eingriffen im Kindesalter

Die bei Verlegung der Kinder aus dem Aufwachraum zur Station schriftlich weitergegebenen Karenzzeiten wurden in unserer Untersuchung bei Maskennarkosen reichlich eingehalten; statt der mindestens einzuhaltenden 2 Stunden waren es im Mittel 161 $\pm$ 77 Minuten (n = 75). Nach Intubationsnarkosen wurde die geforderte Karenzzeit jedoch mit durchschnittlich 308 $\pm$ 84 Minuten (n = 19) fast um 1 Stunde unterschritten (siehe Tab. 5).

A) Nach Intubationsnarkosen:
$\bar{x}$ = 308 Min. ($\pm$ 84 Min.), n = 17

B) Nach Maskennarkosen:
$\bar{x}$ = 161 Min. ($\pm$ 77 Min.), n = 75

Tab. 5: Durchschnittliche Zeit von Narkose- ende bis zur oralen Flüssigkeitsauf- nahme nach ambulanten Eingriffen im Kindesalter

Die Zeit zwischen Narkoseende und Entlassung betrug im Mittel 339 $\pm$ 102 Minuten (siehe Tab. 6).

$\bar{x} = 339$ Min. ($\pm$ 102 Min.), n = 95

Tab. 6: Durchschnittliche Zeit von Narkoseende bis zur Entlassung aus dem Krankenhaus nach ambulanten Eingriffen im
Kindesalter

Wir sahen als Komplikation einen Fall von therapiebedürftiger postoperativer Atemstörung. Ein inspiratori-
scher, nicht therapiebedürftiger Stridor kam nicht vor.

Für die Zeit vor oraler Flüssigkeitszufuhr hatte Büttner
(1982) bei einer Fallzahl von n = 205 eine etwa gleich-
große Zahl an Erbrechen von 2,5 % vor oraler Flüssigkeitszufuhr. Nach oraler Flüssigkeitszufuhr gab er jedoch nur
eine Rate von 4,7 % Erbrechen an. Dies findet seine Er-
klärung möglicherweise in der Prämedikation, bei der
Ketanest allein und nicht, wie in der jetzigen Untersuchung bei ambulanten Kindern, in Kombination mit Desitin
verabreicht wurde (6).

In diesem Zusammenhang wichtig erscheint uns der Hinweis,
die oft durstigen Kinder unter Beaufsichtigung schluck-
weise in häufigen kleinen Portionen trinken zu lassen,
um nicht unnötiges Erbrechen durch hastiges Trinken gro-
ßer Mengen zu provozieren.

Bemerkenswert war die Handhabung der von uns geforderten
Zeiten bezüglich Flüssigkeitsaufnahme und Entlassung.
Die deutlichen Unter- bzw. Überschreitungen weisen auf
in der Praxis durchaus bestehende Unsicherheiten in Bezug
auf Einhaltung von Anordnungen hin. Auch deshalb sollte
zur Entlassung das Kind noch einmal einem Anästhesisten
vorgestellt werden (30).

Anders gestaltete sich im Vergleich dieser beiden
Kollektive die Zahl der postoperativen Atemstörungen
(siehe Tab. 7).

Autor	n	therapie-bedürftig	nicht thera-piebedürftig
Büttner 1982	205	-	11
Eigene 1984	96	1	-

Tab. 7: Postoperative Atemstörung in den ersten
30 Min. nach Eingriffen bei Kindern

Während Büttner (1982) keinen Fall von therapiebedürftiger postoperativer Atemstörung aufweisen konnte, hatten
wir jetzt eine solche Komplikation. Dabei handelte es
sich um ein 11 Monate altes Kind bei Zustand nach Oeso-
phagus-Atresie und wiederholten Oesophagusbougierungen
mit Trachealstenose im Bereich der ehemaligen Fistel.
Die Atemstörung war also pathologisch-anatomisch bedingt
und nicht durch die Anästhesie allein.

Deutliche Unterschiede sahen wir beim Vergleich von
inspiratorischem, nicht therapiebedürftigem Stridor.
Während Büttner bei 10 % der Kinder diese Komplikation
beobachtete, hatten wir jetzt keinen einzigen solchen
Fall. Bei diesem Ergebnis unserer Untersuchung könnte
man an einen durchaus positiven Effekt der kumulativen
Wirkung von Desitin und Ketanest denken.
Aus den bisher aufgeführten Vorabbedingungen und Gegebenheiten - Kind, Eingriff und Narkose - entwickelt sich
das Vorgehen bei der Nachsorge. Es ergeben sich daraus
folgende Fragen:

1) Wie muß die Überwachung der postoperativen Phase ge-
staltet sein?

2) Welche postoperative Sedierung und/oder Schmerztherapie kann angewendet werden und welche erscheint
auf Grund ihrer pharmakodynamischen und/oder pharmakokinetischen Eigenschaften als ungeeignet?

3) Wann darf die erste enterale Flüssigkeitsaufnahme
stattfinden?

4) Wann darf das ambulant operierte Kind die Klinik
   verlassen?

5) Was ist zum Transport zu sagen?

6) Gibt es Voraussetzungen des sozialen Umfeldes, um
   auch außerhalb der Klinik ein Höchstmaß an Sicherheit
   für das Kind zu gewährleisten?

7) Wie sollte die Aufklärung der Eltern und, wenn möglich, des Kindes über die Belange der Nachsorge aus-
   sehen?

Die Aufwachphase nach ambulanten Eingriffen unterscheidet sich nicht von der nach Eingriffen bei stationär
verbleibenden Kindern. Jedoch hat die Aussage, daß be-
drohliche Komplikationen als Folge von Operation und
Narkose sicher ausgeschlossen werden müssen, beim
Ambulanzbetrieb wegen der möglichen Konsequenzen einen
höheren Stellenwert. Während des Heimtransportes oder
nach Ankunft zu Hause kann eben nicht schnell ein medizinisch Ausgebildeter zu einem plötzlich aufgetretenen
Problem hinzugezogen werden, wie das unter stationären
Bedingungen möglich wäre.

Es ergibt sich das Problem, daß das wellenförmig ablau-
fende Narkoseerwachen mit tieferen und oberflächlicheren
Schlafphasen in der Regel keine klinisch auffälligen
Symptome aufweist, die eine sichere Einschätzung des
momentanen Zustandes und des weiteren Verlaufes erlauben.
Zwar sind die Erarbeitung und Anwendung von Kriterien
wie Unruhe, Nachschlaftiefe, Shivering, Muskelrigidität
oder Erbrechen (28, siehe Tab. 8) zur Beurteilung des
Patienten in der Aufwachphase (32, 3) wichtig und rich-
tig, so bergen doch Ansprechbarkeit oder bereits wieder-
erlangte intellektuelle Fähigkeiten, soweit diese altersabhängig ausgebildet sind, in sich die Gefahr, unbegrün-
dete Sicherheit vorzutäuschen. Narkoseerwachen ist eben
kein gradueller Vorgang und außer, daß Kinder für einen
großen Teil der Aufwachphase eine retrograde Amnesie

aufweisen, wird allein durch die klinische Beurteilung
des Wachheitszustandes die respiratorische Gefährdung
aller spontan atmenden Patienten unterschätzt.

Unruhe

Nachschlaftiefe

"Shivering"

Muskelrigidität

Erbrechen

Tab. 8: 5 Kriterien zur Beurteilung der Aufwachphase (Aus: W. Scherzer et al.,
Vergleich der Aufwachphase bei 4 verschiedenen Narkosemethoden im Kindesalter, 1980)

Die kontinuierliche Beobachtung des Kindes ist daher die
geeignete Maßnahme, um nachteilige Operations- und vor
allem Narkosefolgen, insbesondere eine mögliche respiratorische Insuffizienz frühzeitig zu erkennen und entsprechend abzuwenden.

Die Überwachung der postoperativen Phase setzt die
Existenz einer personell und gerätemäßig entsprechend
ausgerüsteten Aufwacheinheit voraus (21, 15, 9, 37).
Dabei sind die zu stellenden Anforderungen die gleichen,
wie sie auch für Aufwacheinheiten im Routinebetrieb zu-
treffen. Bei kindgerechter Gestaltung des Aufwachraumes
wird die Möglichkeit der Anwesenheit von Mutter oder
Eltern nach Erwachen des Kindes von den örtlichen Gegebenheiten abhängig sein. Die Anwesenheit der Mutter in der
Aufwachphase hat für das psychische Wohlbefinden des
Kindes durchaus einen therapeutischen Wert, vergleichbar
mit dem der Verabreichung von Sedativa oder Analgetika
(30).

Schließlich muß für unvorhergesehene Komplikationen,
die eine Entlassung des Kindes nach Hause untersagen,
die Möglichkeit der Unterbringung auf einer entsprechend
eingerichteten Krankenstation gegeben sein.

Bei der Frage nach postoperativen Medikamenten zur Sedierung oder Schmerztherapie sei an die entsprechende
Voraussetzung für ambulantes Operieren erinnert, die
gerade Eingriffe und Narkosen fordert, die den Einsatz
solcher Medikamente eigentlich ausschließen. Zumindest
in der Frage der postoperativen Schmerztherapie muß
hier eine gewisse Einschränkung gemacht werden. Während
eine Sedierung oft schon durch die Anwesenheit der Mutter umgangen werden kann (30), kommt man um den gelegent-
lichen Einsatz von Analgetika nicht herum. Von ihren
pharmakodynamischen und pharmakokinetischen Eigenschaften her scheiden zentral wirkende Analgetika vom Opioid-
Typ und deren Verwandte aus. Das gleiche gilt für Kom-
binationspräparate, die sedierende Bestandteile enthalten. Bei den peripher angreifenden Analgetika wie Acetyl-
salicylsäure, Metamizol, Paracetamol oder anderen gibt
es keine Präferenz, doch können diese Schmerzmedikamente
in einigen wenigen Fällen von ihrer analgetischen Potenz
her nicht ausreichend sein.

In einer Reihe von Fällen zeigen uns die Möglichkeiten
der Lokal- bzw. Leitungsanästhesie einen Ausweg. So kann
eine einfach Blockade des N. iliohypogastricus, des N.
ilioinguinalis und des N. genitofemoralis, mit geringem
Zeitaufwand unter sterilen Bedingungen am Ende einer
Leistenhernienoperation noch in Narkose durchgeführt,
eine sinnvolle Therapie der evtl. zu erwartenden postoperativen Schmerzen sein (14, 29). Das für diesen Zweck
wegen seiner langen Wirkdauer zu empfehlende Bupivacain
0,25 % bis 0,5 % erwies sich bei einer Dosierung von
2 mg/kg KG als geeignet (13). Man darf bei dieser Form
der postoperativen Schmerztherapie jedoch nicht verges-
sen, daß es auch zu einer unerwünschten motorischen
Blockade oder Blasenfunktionsstörungen kommen kann.

Antiemetika sind u.E. bei ambulanten Kindern wegen der
üblicherweise sedierenden Nebenwirkungen nicht indi-
ziert.

Der zeitliche Abstand der Entlassung zum Narkoseende
sollte etwa 4 Stunden betragen. Hier ist die Unsicherheit groß, weil es keine begründeten und nachprüfbaren
Empfehlungen gibt. So gibt Sueß diese 4 Stunden an (34),
während Steward diese Zeit je nach Eingriff und Narkosezeit bis zu 3 Stunden unterschreitet und das Kind bei
entsprechenden Voraussetzungen bereits nach 1 Stunde
entläßt (33); Landauer sieht 2 Stunden nach Barbiturat,
Propanidid, Etomidate, Lachgas-, Enfluran- oder Halothannarkosen im allgemeinen eine Straßenfähigkeit, mit der
der Patient entlassen werden kann (18).

In unserer Untersuchung betrug die Zeit zwischen Narkoseende und Entlassung im Mittel 339 ± 102 Minuten (siehe
Tab. 6) und war damit länger als unsere eigene Empfehlung. Es bestehen in der Praxis durchaus relevante Unsicherheiten in Bezug auf die Einhaltung der Anordnungen.
Auch deshalb sollte zur Entlassung das Kind noch einmal
einem Anästhesisten vorgestellt werden (30).

Zusammenfassend schlagen wir daher vor, für den postoperativen Ablauf folgende Regeln einzuhalten:

Transportbedingungen für Kinder aus anderen Krankenhäusern zu geplanten Eingriffen: Nur mit ärztlicher Begleitung; kein Transport direkt in den Einleitungsraum.

Postoperative Nahrungskarenz:

1) Maskennarkose:

   a) 1 Stunde bei Halothane-Konzentration bis
      1,5 Vol % bis zu einer Gesamtdauer von 15 Min.,

   b) 2 Stunden bei höherer Konzentration oder länge-
      rer Dauer.

2) ITN:
   6 Stunden.

Entlassungszeitpunkt:

30 Minuten nach oraler Flüssigkeitszufuhr ohne
Erbrechen.

Maximale Narkosedauer:
4 Stunden.

Zur Problematik des Transportes und der Beschaffenheit
des sozialen Umfeldes verweisen wir auf die vorausge-
gangenen Ausführungen. Dennoch möchten wir wiederholen,
daß Eltern und, soweit möglich oder nötig, auch das Kind
über die Belange der Nachsorge ausführlich aufgeklärt
werden müssen. Unserer Meinung nach sollten die prä- und
postanästhesiologischen Verhaltensmaßregeln den Eltern
nicht nur schriftlich mitgegeben werden, sondern die
besonderen Probleme der Nachsorge wie: Transport, Straßenfähigkeit, Verkehrstüchtigkeit, eigenverantwortliche
Tätigkeit und Beaufsichtigung bis zum darauffolgenden
Tag auch in wenigen Sätzen mündlich bei der Entlassung
mit auf den Weg gegeben werden.

Eine zwangsläufig kurz gefaßte, verallgemeinernde
schriftliche Unterrichtung (18) allein scheint uns nicht
ausreichend zu sein, denn sie wird in der Regel nicht
ernst genommen. Um dies zu illustrieren, gaben wir 120
entsprechende schriftliche Mitteilungen an die Personen
aus, die das Kind zur ersten Vorstellung begleiteten.
53 Personen, die mit dem Kind schließlich zur Operation
kamen, waren nicht oder nicht mehr über die Existenz
und/oder den Inhalt dieser Mitteilung informiert. Nur
8 Begleiter insgesamt hatten zur Operation das Mittei-
lungsblatt mitgebracht. Aus gleichem Grund erscheint es
auch sinnvoll, die Mitteilungen für den prä- bzw. postanästhesiologischen Zeitraum auf einem getrennten Blatt
mitzugeben.

Als Vorschlag für eine begleitende schriftliche Unterrichtung fügen wir folgende Formulierung bei:

Mitteilungen nach der Operation

Liebe Mutter, lieber Vater,

nach der Operation bleibt Ihr Kind noch einige Zeit im
Aufwachraum.

Später bekommt es etwas zu trinken und kann wenigstens
4 Stunden nach der Narkose in Ihre Obhut entlassen werden.

Für den Transport nach Hause meiden Sie bitte öffentliche Verkehrsmittel. Bevorzugen Sie ein Taxi oder den
eigenen Pkw., lassen Sie Ihr Kind darin im Liegen fahren. Falls Sie Ihr Kind mit dem eigenen Pkw. abholen,
sollten Sie zu zweit kommen, denn Sie sollten sich nicht
gleichzeitig um Ihr Kind und das Autofahren kümmern.

Lassen Sie Ihr Kind an diesem Tage nicht allein. Es
soll nicht mit dem Rad fahren oder allein außerhalb
der Wohnung spielen.

Trotz all unserer Sorgfalt können die Narkosemittel
noch einige Stunden nachwirken und den Kreislauf oder
die Atmung beeinträchtigen. Daher müssen Sie Ihr Kind
zu Hause sehr sorgfältig beobachten, weil wir Ihnen
nicht mehr zur Verfügung stehen.

Gibt es irgendwelche Probleme mit dem Kind oder haben
Sie noch Fragen, wenden Sie sich bitte über folgende
Telefon-Nummer an uns: (_____) _____.

Literaturverzeichnis

1. AHLGREN, E.W., BENNET, E.J., STEPHEN, C.R.:
   Outpatient pediatric anesthesiology: A case series
   Anesth. Analg. (Cleve) 50:400-408, 1971
2. AHLGREN, E.W.:
   Pediatric outpatient anesthesia: A four year review
   Am. J. Dis. Child 126:36-40, 1973
3. ALDRETE, J.A., KROULIK, D.:
   A postanesthetic recovery score
   Anesth. Analg. Curr. Res. 49:924, 1970
4. ALTEMEYER, K.-H., BREUCKING, E., GRÜNERT, A., DICK, W.:
   Veränderungen in der Blutzuckerregulation bei Kindern
   unter dem Einfluß von Narkose und Operation
   Anaesthesiologie und Intensivmedizin, 157:79-80, 1983
5. BÜTTNER, W.:
   Pathophysiologische Aspekte in der frühen postoperativen
   Phase des Säuglings
   11. Internationaler Fortbildungskurs für klinische
   Anaesthesiologie, 20.-24.6.1983 Wien/Österreich, 1983
6. BÜTTNER, W., SCHLOSSER, G.:
   Sicherheitsrisiken bei der Prämedikation von Kindern
   mit Ketamine
   Anaesthesiologie und Intensivmedizin, 157:136-140, 1983
7. CLOUD, D.T., REED, W.A., FORD, J.L., et al:
   The Surgicenter: A fresh concept in outpatient pediatric
   surgery
   J. Pediatr. Surg. 7:206-212, 1972
8. DAVENPORT, H.T., SHAH, C.P., ROBINSON, G.C.:
   Day surgery for children
   Canad. Med. Assoc. J. 105:498-500, 1971
9. DEUTSCHES KRANKENHAUSINSTITUT:
   Anästh. Intensivmed. 23:373-375, 1982
10. DOENICKE, A., KUGLER, J.:
    Wirkungen des Ethrane auf das zentrale Nervensystem
    Ethrane, Symposion am 15.3.1975, Osnabrück, 1975
11. DRIESSEN, A., SCHEIBLE, G., DICK, W., MILEWSKI, P.:
    Postoperative Reaktionsfähigkeit nach Halothan- bzw.
    Enflurane-Narkosen für kurzdauernde operative Eingriffe
    Anaesthesist 30:166-171, 1981
12. EMPEY, D.W., LAITINEN, L.A., JACOBS, L., GOLD, W.M.,
    NADEL, J.A.:
    Mechanisms of bronchial hyperactivity in normal subjects
    after upper respiratory tract infection
    Amer.Rev.Resp.Dis.113:131-139, 1976
13. EYRES, R.L., KIDD, J., OPPENHEIM, R., BROWN, T.C.K.:
    Local anaesthetic plasma levels in children
    Anaesth.Intens. Care 6:243, 1978
14. HINKLE, A.J.:
    Local pain block in children after inguinal herniorrhaphy
    Anesthesiology, V 59, 3, A 432, 1983
15. KILIAN, J., AHNEFELD, F.W., FALK, H.:
    Der Aufwachraum - Funktion und Organisation
    Anästh. Intensivther. Notfallmed. 16:107-111, 1981

16. KORTILLA, K., TAMISTO, T., ERTAMA, P., PFÄFFLI, P.,
    BLOMGREEN, E., HÄBINEN, S.:
    Recovery psychomotor skills and stimulated driving after
    brief inhalational anesthesia with halothane or enflurane
    combined with nitrous oxyde and oxygen
    Anesthesiology 46:30-37, 1977
17. KRAUS, G., GÖTZ, H.:
    Die rektale Narkoseeinleitung mit Methohexital bei
    Kindern im ambulanten Bereich
    Anaesthesiologie und Intensivmedizin, 157:126-130, 1983
18. LANDAUER, B.:
    Die Ambulanznarkose: Möglichkeiten und Grenzen aus
    anästhesiologischer Sicht
    Deutsches Ärzteblatt - Ärztliche Mitteilungen, 77. Jahrg./
    Heft 4:193-200, 1980
19. LIPS, U., GUBERNATIS, G., PICHLMAYR, I., TEWES, U., ALP, O.
    REICHERTZ, L.P.:
    Ergebnisse einer psychologischen Beurteilungstestung und
    EEG-Hintergrundaktivität im postoperativen Zeitraum nach
    zwei verschiedenen Narkoseverfahren
    Zentraleuropäischer Anaesthesiekongress Berlin, G 11.10,
    1981
20. LIST, W.F.:
    Die Aufwachphase - Inhalationsanaesthesie
    Anaesthesiologie und Intensivmedizin, 157:183-186, 1983
21. LOTZ, P., DOERING, S., ERDLE, H.P., WOLLINSKY, K.H.,
    SPILKER , D.:
    Klinische Untersuchungen im Aufwachraum einer chirurgi-
    schen Operationseinheit
    Anästh. Intensivmed. 25:12-21, 1984
22. MATHER, L., MACKIE, J.:
    The incidence of postoperative pain in children
    Pain 15:271-282, 1983
23. McGILL, W.A., COVELER, L.A., EPSTEIN, B.S.:
    Subacute upper respiratory infection in small children
    Anesth. Analg. 58:331-333, 1979
24. MOIRE, D.D., DOYLE, P.M.:
    Halothane and postoperative shivering
    Anesth. Analg. 42:423-428, 1963
25. PASCHEN, H.:
    Organisation eines Anästhesie-Zentrums für ambulante
    Operationen
    Intensivmedizin, Notfallmedizin, Anästhesiologie, 38:
    51-58, 1982
26. RÜGHEIMER, E.:
    Voraussetzungen der ambulanten Anästhesie im Krankenhaus
    Vortrag anläßlich der Bayerischen Anästhesietagung,
    13./14.11.1981
27. REISMANN, B., BUCHHOLZ, J.:
    Ambulante Tageschirurgie bei Kindern
    der kinderarzt, 15. Jg., 3:363-368, 1984
28. SCHERZER, W., FITZAL, S., ILIAS, W., KNAPP, E., MUTZ, N.:
    Vergleich der Aufwachphase bei 4 verschiedenen Narkose-
    methoden im Kindesalter
    Anästh. Intensivther. Notfallmed. 15:242-246, 1980

29. SHANDLING, B., STEWARD, D.J.:
    Regional analgesia for post-operative pain in paediatric
    out-patient surgery
    J. Paed. Surg. 15:477-480, 1980
30. STEWARD, D.J.:
    Outpatient pediatric anesthesia
    Anesthesiologie 43:268-276, 1975
31. STEWARD, D.J.:
    Experience with an outpatient anesthesia service for
    children
    Anesth. Analg. (Cleve) 52:877-880, 1973
32. STEWARD, D.J.:
    Outpatient pediatric anesthesia
    Anesthesiologie 43:273, Table 3, 1975
33. STEWARD, D.J.:
    Anaesthesia for paediatric out-patient surgery
    Anaesthesiologie und Intensivmedizin, 157:42-46, 1983
34. SUEß, H.:
    Ein alternatives Verfahren zur i.m.-Prämedikation im
    Kindesalter: Die orale Prämedikation
    Kinderanaesthesie; Prämedikation im Kindesalter, 39, 1983
35. TYRREL, M., FELDMANN, S.A.:
    Headache following halothane anaesthesia
    Br. J. Anaesth. 40:99-102, 1968
36. TAIT, A.R., KETCHAM, T.R., KLEIN, M.J., KNIGHT, P.R.:
    Perioperative respiratory complications in patients with
    upper respiratory tract infections
    Anesthesiology, V 59, 3, A 433, 1983
37. WEIßAUER, W., OPDERBECKE, H.W.:
    Die Überwachung des Patienten nach der Narkose
    Anästh. Intensivmed. 25:60-63, 1984

Frage: Warum sollten Kinder erst 6 Stunden nach einer In-
          tubationsnarkose die erste Flüssigkeit oral zu sich
          nehmen?

Antwort: Wegen der oft anhaltenden Schluckstörungen nach In-
          tubationsnarkosen und der daraus resultierenden Ge-
          fahr der Aspiration. Es ist jedoch festzuhalten, daß
          es hierzu keine einheitliche Meinung gibt, weil
          keine Untersuchungsergebnisse vorliegen. Uns ist be-
          wußt, daß die Zeit möglicherweise zu lang gewählt ist;
          sie ist in Anbetracht der Sicherheitskriterien von
          Vorteil. Wir haben einen Vorschlag gemacht, der der
          täglichen Übung entstammt und sich bewährt hat. Er
          basiert daher auf reiner Empirie und erhebt nicht den
          Anspruch auf Allgemeingültigkeit.

Frage: Ist wegen der Gefahr einer Agranulozytose das Meta-
          mizol nicht zu vermeiden?

Antwort: Wir halten die Sorge, eine einmalige postoperative
          Gabe von Metamizol könne eine Agranulozytose auslösen,
          für übertrieben. Dennoch kann ja ohne derartige Be-
          denken auf Paracetamol und Acetylsalicylsäure ausge-
          wichen werden.

Frage: Ist nach Intubationsnarkose oder nach Maskennarkose
          mit einer höheren Inzidenz von Erbrechen zu rechnen?

Antwort: Nach unseren Untersuchungen prädestiniert keine der
          Narkoseverfahren zu einer höheren Erbrechensrate.
          Allerdings spielt die Erfahrung und die Geschicklich-
          des Anaesthesisten eine entscheidende Rolle. Es sei
          noch einmal daran erinnert, daß jede Zusatzmedikation -
          sei es in der Praemedikation, sei es postoperativ -
          die Inzidienz erhöht.

Frage: Muß die Überwachung im Aufwachraum oder kann sie
         auch auf der Station erfolgen?

Antwort: In der Empfehlung der DGAI heißt es, daß der Patient
         bis zur Entlassung im Aufwachraum bleiben soll, d.h.
         für 4 - 6 Stunden. Das wird wohl in den wenigsten
         Krankenhäusern realisierbar sein, so daß die Forderung
         der DGAI nur als zukunftsweisend anzusehen ist.

         Ein Kind mit völlig stabilen Kreislauf- und Atemver-
         hältnissen und konstanter Normaltemperatur kann u.E.
         auf eine Station oder einen gesonderten Raum mit
         adaequater Überwachung verlegt werden.
         Dieses Problem wird an Bedeutung zunehmen, wenn die
         Zahl der ambulant operierten Kinder weiter zunimmt.

Rechtliche und finanzielle Probleme der Krankenhäuser

J.Abshoff

Der Veranstalter hat mir aufgegeben, die aus seiner Sicht wachsende Diskrepanz zwischen den Möglichkeiten, Kinder im Krankenhaus ambulant zu operieren, und den Möglichkeiten, dies auch zu finanzieren, aus der Sicht der Krankenhäuser unter rechtlichen und finanziellen Aspekten zu beleuchten.

Ich möchte dies im nachfolgenden Vortrag in erster Linie unter dem finanziellen Aspekt tun, weil zum einen der zeitliche Rahmen eines solchen Vortrags eine entsprechende Beschränkung gebietet und zum anderen mir der finanzielle Aspekt der wesentlichere zu sein scheint.

Als Nicht-Mediziner maße ich es mir nicht an, die medizinischen Möglichkeiten im Hinblick auf ambulante Operationen - speziell bei Kindern - zu bewerten. Ich kann feststellen, daß es einen statistisch deutlichen Trend zu ambulanten Operationen gibt, daß insbesondere in der Pädiatrie die Meinung vorherrscht, Kinder sollten so kurz wie irgend möglich in der Klinik verbleiben. Und schließlich sehe ich, daß sich in der Gesundheitspolitik immer mehr die Forderung "soviel ambulant wie möglich, soviel stationär wie nötig" durchsetzt.

Wenn ich unterstelle, daß mit den hier zur Debatte stehenden ambulanten Operationen nicht zusätzliche Leistungen gemeint sind, sondern gemeint ist, daß bisher im Rahmen einer stationären Versorgung erbrachte Operations-Leistungen nunmehr ambulant erbracht werden sollen, so erscheint es auf den ersten Blick nicht angebracht, davon zu sprechen, daß dies nicht finanzierbar sein sollte.

Man sollte meinen, daß ambulant erbrachte Leistungen billiger als stationäre Leistungen sind, weil zum Beispiel die Kosten für die stationäre Unterbringung entfallen. Aus der Sicht der Kostenträger könnte man auch sagen, daß die Gebühren, die bei einer ambulant abgerechneten Operation anfallen, geringer sind als die Abrechnung über den Pflegesatz. Aber hier fangen die Probleme schon an: Denn diese Aussage setzt einen längeren Krankenhausaufenthalt, also eine längere Verweildauer, voraus und trifft keineswegs für alle Leistungen gleichermaßen zu. Es ist zudem schwierig, den pauschalierten Pflegesatz, der bei einem stationären Krankenhausaufenthalt berechnet wird, den im Einzelfall erbrachten Leistungen für den einzelnen Patienten zuzurechnen.

Noch problematischer wird diese Aussage, wenn der betreffende Patient die Wahlleistung Arzt in Anspruch nimmt und ihm dann zusätzlich die persönliche Leistung des Chefarztes in Rechnung gestellt wird.

Als Vertreter der Krankenhausträger, also derjenigen, die für die finanziellen Risiken des Krankenhauses aufkommen müssen, reagieren wir allergisch bei dem Begriff "ambulantes Operieren". Ich werde darauf an späterer Stelle noch eingehen. Dieses Problem wäre keines, wenn es zum einen die starre Trennung zwischen dem stationären und dem ambulanten Bereich und die daraus resultierenden rechtlichen Regelungen sowie die vertraglichen Regelungen im Krankenhaus, die quasi automatisch in diesem Fall aus einer vom Krankenhaus bisher über den Pflegesatz abzurechnenden Krankenhausleistung eine dann vom beteiligten oder ermächtigten Chefarzt abzurechnende Leistung macht, nicht geben würde.

Es wäre auch kein Problem, wenn die Bettenzahl, die durch die stationär erbrachten Leistungen determiniert werden, nicht entscheidend wären zum Beispiel für die Fördermittel nach § 10 KHG.

Die Probleme, die sich für die Krankenhäuser im Zusammenhang mit ambulanten Operationen ergeben, wären sicher auch geringer, wenn die Gebühren für solche Leistungen den tatsächlich dem Krankenhaus entstehenden Kosten angemessen Rechnung tragen würden, und damit das Krankenhaus die Möglichkeit hätte, über die vertraglich zu regelnden Abgaben des Chefarztes diese dem Krankenhaus entstehenden Kosten zu decken.

In meinem Referat will ich auf folgende Fragen eingehen:

- Was meint der Begriff "ambulantes Operieren" und wo kommt er her?
- Welche Zielsetzungen sind damit verbunden?
- Welche Probleme entstehen für das Krankenhaus, wenn bisher üblicherweise stationär erbrachte Leistungen nunmehr ambulant erbracht werden?
- Wie sieht die Kostenerstattung für das Krankenhaus bei "ambulanten Operationen" aus?
- Wonach richtet sich die Kostenerstattung?
- Was müßte aus der Sicht des Krankenhauses geändert werden, damit "ambulantes Operieren" aus seiner Sicht akzeptabel würde?
- Da es für Sie aus aktueller Sicht sicher interessant ist, möchte ich abschließend kurz auf die Regelungen in den §§ 4 und 14 Abs. 2 GOÄ '83 und auf die beabsichtigte Harmonisierung mit

dem Bundespflegesatzrecht ab 1. Januar 1985 im Hinblick auf den stationären Bereich eingehen.

Der Begriff "ambulantes Operieren" unterstellt, daß Operationen üblicherweise stationär erbracht werden. Zugleich macht er deutlich, daß der Patient nicht wie üblich stationär aufgenommen, sondern operiert wird und dann - nach einer gewissen Ruhezeit - wieder nach Hause gehen kann.

"Klinisch ambulantes Operieren" schränkt das Problem auf solche ambulante Operationen ein, die in der Klinik vorgenommen werden.

Die erheblichen finanziellen Probleme für die Krankenhäuser ergeben sich aufgrund der in unserem Gesundheitssystem bestehenden starren, d. h. übergangslosen und wenig durchlässigen, Trennung zwischen dem ambulanten und stationären Bereich.

Zum einen gibt es in diesen beiden Bereichen völlig unterschiedliche Zuständigkeiten:
Während für die stationäre Versorgung die Krankenhäuser die Verantwortung tragen, sind für den ambulanten Bereich die kassenärztlichen Vereinigungen zuständig.

Die beiden Bereiche unterscheiden sich aber auch durch unterschiedliche Abrechnungssysteme:
Während stationäre Leistungen im Wege der Kostenerstattung über den Pflegesatz abgegolten werden, gelten für ambulante Leistungen Gebührenordnungen, die sich an den einzelnen Leistungen und nicht in erster Linie an den damit verbundenen Kosten orientieren.

Der Begriff des "ambulanten Operierens" stammt aus dem heute festellbaren zunehmenden Verteilungskampf zwischen dem Bereich der niedergelassenen Ärzte, also der kassenärztlichen Versorgung, und dem stationären Bereich.

Dieser zunehmend heftiger werdende Verteilungskampf hat verschiedene Ursachen:

- Die aufgrund der konjunkturellen Situation geringer werdenden Einnahmenzuwächse der Beitragszahler in der gesetzlichen Krankenversicherung engen deren finanziellen Spielraum und damit den unter den sogenannten Gesundheitsanbietern zu verteilenden "Kuchen" immer mehr ein.

- Die als politisches Ziel vorgegebene Beitragssatzstabilität der gesetzlichen Krankenversicherung hat zur sogenannten einnahmen-

orientierten Ausgabenpolitik geführt. Aufgrund dieser Einnah-
menorientierung sind die überproportionalen Einnahmenzuwächse
in dem einen Bereich nur noch zu Lasten anderer Bereiche
durchsetzbar.

- Außerdem führt die zunehmende Zahl an Ärzten dazu, daß sich
  insbesondere im niedergelassenen Bereich immer mehr Ärzte das
  dafür zur Verfügung stehende Finanzvolumen teilen müssen. Dies
  führt zu sich verstärkenden Bemühungen, den für den niedergelassenen Bereich zur Verfügung stehenden Finanzrahmen zu Lasten
  anderer Bereiche, und hier insbesondere des Krankenhauses, zu
  vergrößern.

- Die zum Teil sinkenden Patientenzahlen haben den gleichen
  Effekt.

Der Verteilungskampf konnte in dieser Schärfe entbrennen, weil -
sieht man einmal von dem begrenzten Bereich der belegärztlichen
Versorgung ab, die eine gewisse Verklammerung zwischen den
Bereichen darstellt - in der Bundesrepublik - ich wies bereits
darauf hin - die kassenärztliche Versorgung und die Krankenhausversorgung scharf gegeneinander abgegrenzt sind.

Dieser Verteilungskampf, der mehr und mehr zu Lasten der Kranken-
häuser geht, manifestiert sich zum Beispiel im sogenannten
Bayern-Vertrag, wo den niedergelassenen Ärzten quasi Prämien
zugesagt wurden, wenn sie dafür Sorge tragen, daß sich die
Krankenhauseinweisungen verringern. Bisheriges Ergebnis des
Bayern-Vertrages war aber nur, daß die Ausgaben der gesetzlichen
Krankenversicherungen in Bayern für die kassenärztliche Versor-
gung überproportional anstiegen, ohne daß eine entsprechende
Entlastung im Krankenhausbereich erkennbar ist. Dennoch hat er
Nachfolger gefunden.

Die Devise "soviel ambulant wie möglich, soviel stationär wie
nötig" wäre sinnvoll, wenn sie zugleich verbunden wäre mit der
Forderung, die starren Grenzen zwischen der kassenärztlichen
Versorgung und der Krankenhausversorgung aufzulockern. Deutlicher
gesagt: wenn dem Krankenhaus erlaubt würde, die Fälle, die nicht
unbedingt mit einer stationären Aufnahme verbunden sein müssen,
auch ambulant zu behandeln. Dies ist aber nur möglich im Rahmen
der von der kassenärztlichen Vereinigung abhängigen Beteiligung
oder Ermächtigung des Chefarztes. Ganz vereinzelt gilt dies auch
für eine Beteiligung des Krankenhauses an der ambulanten Versorgung.

Die Devise "soviel ambulant wie möglich, soviel stationär wie nötig" wird in aller Regel nicht medizinisch begründet. Die dafür vorgebrachten Argumente sind in aller Regel ökonomischer Art. Dazu gehört vor allem die Behauptung, daß das Krankenhaus grundsätzlich teurer als die Behandlung beim niedergelassenen Arzt sei und deshalb die Versorgung insgsamt billiger würde, wenn möglichst viele Patienten vom Krankenhaus in die Praxis des niedergelassenen Arztes umgeleitet würden. Daß dadurch bei gegebener Kapazität und Ausstattung des Krankenhauses u. a. die im Krankenhaus verbleibenden Fälle zwangsläufig teurer werden müssen, weil die Fixkosten dann auf eine geringere Patientenzahl verteilt werden müssen, bleibt zum Beispiel unbeachtet.

Der Begriff des "ambulanten Operierens" taucht erstmals in den Vertragsgebührenordnungen (BMÄ, E-GO) auf, wo zum 1. Januar 1981 drei neue Leistungsziffern für den Bereich des ambulanten Operierens eingefügt wurden, die je nach Schweregrad des Eingriffes Zuschläge in Höhe von 300, 650 sowie 1000 Punkten vorsahen. Durch diese Zuschlagsregelung sollte honoriert werden, wenn bestimmte operative Leistungen angeblich ohne zusätzliche Risiken und Qualitätseinbußen anstelle einer mehrtägigen stationären Versorgung bei einem niedergelassenen Arzt, aber auch bei einem ermächtigten oder beteiligten Krankenhausarzt, sowie durch einen Belegarzt, ambulant durchgeführt werden.

Erklärtes Ziel dieser Zuschlagsregelung war es - so jedenfalls die KBV - eine angemessene Honorierung schon bisher ambulant erbrachter Leistungen durchzusetzen.

Wir sahen und sehen allerdings diese Zielsetzung etwas anders:

wir haben den Verdacht, daß damit bisher üblicherweise stationär erbrachte Leistungen nunmehr vermehrt in die Praxis des niedergelassenen Arztes gezogen werden sollten - getreu dem Motto "soviel ambulant wie möglich, soviel stationär wie nötig".

Betrachtet man übrigens die konkreten Zahlen, so ist festzustellen, daß diese Leistungen zu einem hohen Prozentsatz von Krankenhausärzten erbracht werden, daß also verstärkt "klinisch ambulant operiert" wird.

Dies kann zwei mögliche Ursachen haben:

- Die Leistungen wurden schon immmer von den Krankenhausärzten im Rahmen der ambulanten Versorgung erbracht. Dann wäre nichts dagegen einzuwenden.

- Die andere Möglichkeit ist, daß die Krankenhausärzte nunmehr verstärkt diese Zuschlagsregelung nutzen, um diese bisher primär stationär erbrachten und über den Pflegesatz abgerechneten Leistungen nun ambulant und auf eigene Rechnung zu erbringen.

In diesem Fall würden also Leistungen zwar wie bisher unter Inanspruchnahme der Einrichtungen des Krankenhauses erbracht, aber jetzt vom Chefarzt selbst abgerechnet.

Betrachten wir zunächst die Auswirkungen auf den Pflegesatz.

Zuerst einmal ergibt sich eine geringere Auslastung des Krankenhauses im stationären Bereich, weil diese Auslastung immer noch an der Bettenbelegung gemessen wird. Paßt man die Betten der geringeren Auslastung an, so wirkt sich dies auf die Bemessungsgrundlage für die pauschalen Fördermittel nach § 10 KHG aus. Zusätzlich kann sich für die Krankenhäuser bei einem erheblichen Rückgang der Bettennutzung ein Kostenabzug aufgrund der Minderbelegungsregelung nach § 18 Abs. 7 BPflV ergeben.

Auf jeden Fall stellt sich bei einem Rückgang der Berechnungstage ein tendenziell steigender Pflegesatz ein, weil der Divisor für die Ermittlung des Pflegesatzes (Berechnungstage) kleiner wird. Zugleich muß das Krankenhaus eine höhere Ausgliederung der Ambulanzkosten aus den für den Pflegesatz maßgeblichen Selbstkosten hinnehmen.

Somit stellt sich für das Krankenhaus die Frage, wie es bei solchen ambulanten Operationen seine Kosten erstattet bekommt und wer diese Leistungen berechnen kann.

Der Berechnung dieser Leistungen durch das Krankenhaus sind enge Grenzen gesetzt. Da es sich bei "ambulanten Operationen" um rein ärztliche Leistungen handelt, müßte, bevor solche Leistungen im Rahmen der kassenärztlichen Versorgung im Krankenhaus durch das Krankenhaus selbst als Institution erbracht und vom Krankenhaus zuvor zur Dienstaufgabe des Krankenhauses erklärt werden könnte, zunächst ein entsprechender Institutsvertrag zwischen Krankenhaus und KV geschlossen werden. Dazu fehlt es jedoch derzeit an einer Rechtsgrundlage.

Die Reichsversicherungsordnung, die grundsätzlich die Erbringung kassenärztlicher Leistungen dem ambulanten Bereich vorbehält, sieht die Institutsverträge für die Erbringung solcher Leistungen durch Krankenhäuser als Institut gegenwärtig nur für Notfälle, im Bereich der Psychiatrie und bei den sogenannten "sonstigen

Hilfen" (Sterilisation, Schwangerschaftsabbrüche) vor. Um "ambulante Operationen" durch das Krankenhaus als Institution erbringen zu können, bedürfte es somit einer Änderung der Reichsversicherungsordnung. Die Regel ist demnach, daß solche Leistungen in die Chefarztambulanz übergehen.

In diesem Fall ist das Krankenhaus auf die an den Gebühren und nicht an den ihm entstehenden Kosten orientierte Kostererstattung seitens der liquidationsberechtigten Krankenhausärzte angewiesen. Aus der Sicht des Krankenhauses bedeutet dies, daß der Arzt auf jeden Fall sein Honorar - sei dies nun angemessen oder nicht - bekommt. Demgegenüber bekommt aber das Krankenhaus in aller Regel nicht eine Erstattung der ihm tatsächlich entstehenden Kosten, weil die Gebühren - und dies gilt eben besonders für Leistungen, die bisher üblicherweise stationär erbracht wurden - diese real im Krankenhaus entstehenden Kosten nicht berücksichtigt.

Die Kostenerstattung, die das Krankenhaus bei ambulant erbrachten Leistungen in der Regel aufgrund vertraglicher Vereinbarungen vom liquidationsberechtigten Arzt erhält, richtet sich, ob diese Abgaben nun in einem Prozentsatz von den Honorareinnahmen oder etwa auf der Grundlage der entsprechenden Spalten des DKG-NT geregelt sind, letzlich nach den einzelnen Gebührenordnungen, nach denen der liquidierende Arzt gegenüber dem Patienten abrechnet.

Diese Gebührenordnungen werden aber - um dies nochmals zu betonen - in aller Regel den Kosten, die im Einzelfall im Zusammenhang mit der Erbringung der Leistung dem Krankenhaus entstehen, nicht gerecht. Dies gilt vor allem für üblicherweise stationär erbrachte Leistungen. Dies hat insbesondere Professor Hoffmann, der Präsident des Verbandes der leitenden Krankenhausärzte, in seinem Vorschlag für eine Gebührenordnung für Krankenhäuser (GOK), den er im Rahmen der Arbeit der Berater-Kommission beim Bundesarbeitsministerium zur Neuordnung der Krankenhausfinanzierung vorgelegt hat, nachgewiesen.

Die Gebührenordnungen, sei es nun der BMÄ oder die GOÄ, wurden aus der Sicht der niedergelassenen Ärzte und vor allem unter Honorargesichtspunkten entwickelt. Die entsprechenden Fehler, die sich - betrachtet man sie unter Kostengesichtspunkten - dementsprechend massiv bei der Bewertung der einzelnen Gebühr eingeschlichen haben, setzen sich natürlich auch in den auf die genannten Tarifwerke aufbauenden Gebührenordnungen wie DKG-NT, BG-T oder KBV-NT fort. Diese Tarife können letztlich auch nur so gut sein wie ihre Basis. Bei den Verhandlungen zwischen den Krankenkassen und den kassenärztlichen Vereinigungen im dafür

zuständigen Bewertungsausschuß für den BMÄ ging es vor allem
darum, insgesamt ein Volumen hinsichtlich der Gesamthonorareinn-
nahmen der Ärzte im niedergelassenen Bereich zu erreichen, das
von beiden Seiten (Ärzte und Kassen) als angemessen angesehen
wurde. Letztlich nicht entscheidend war, ob die einzelne Gebüh-
renposition den mit der Erbringung der Leistung, die damit
abgegolten werden sollte, verbundenen Kosten im einzelnen gerecht
wurde. Zusätzlich spielten vielfach auch gesundheitspolitische
Aspekte eine erhebliche Rolle. So wurden bekanntlich bestimmte
Leistungen, vor allem die persönlichen Leistungen des Arztes, zu
Lasten sogenannter mehr technischer Leistungen (zum Beispiel
Laborleistungen) in der letzten Zeit zunehmend höher bewertet,
was dann auch speziell in der neuen GOÄ verstärkt seinen Ausdruck
fand.

Die Tatsache, daß die Gebührenordnungen insbesondere aus der
Sicht des niedergelassenen Arztes und für dessen Praxis und
Leistungsspektrum entwickelt wurden, zeigt sich zum Beispiel
daran, daß im BMÄ oder in der alten GOÄ Gebührenpositionen für
Leistungen, die typischerweise stationär erbracht werden, fast
vollständig fehlten bzw. fehlen. Die in der neuen GOÄ diesbezüg-
lich erfolgte Ergänzung trägt - wie gesagt - den Kosten dieser
Leistungen nicht angemessen Rechnung.

Die falsche Bewertung gilt auch für die nun vermehrt ambulant
erbrachten Operationen. Wird dies für den niedergelassenen Arzt
teilweise durch die erwähnte Zuschlagsregelung im BMÄ wettge-
macht, so macht man dem Krankenhaus und dem Krankenhausarzt diese
Zuschläge teilweise streitig. Aber letztlich gleichen auch diese
Zuschläge die falschen oder unangemessenen Bewertungen nicht
aus.

In dieser Hinsicht kennzeichnend ist auch, daß man in der neuen
GOÄ auch im Hinblick auf die Situation im Krankenhaus von "Praxiskosten" (§ 4 Abs. 3 Satz 1 GOÄ '83, ein Begriff, der aus dem
Kassenarztrecht stammt) spricht. Gleichzeitig benutzt man allerdings in § 14 Abs. 2 GOÄ '83 den keineswegs identischen Begriff
der "Personal- und Sachkosten". Gemeint ist in beiden Fällen der
gleiche Sachverhalt. In beiden Fällen kann nur der kalkulatorische Ansatz in der GOÄ-Gebühr gemeint sein, der mit den tatsächlich im Krankenhaus entstehenden Kosten in aller Regel wenig
gemein hat. Es hat lange gebraucht, bis dies auch den Verfassern
der GOÄ klar wurde.

Wird nach dem Personal- und Sachkostenanteil in der Gebühr auch
im Hinblick auf stationär erbrachte Leistungen gefragt, so wird
zur Ermittlung dieses Anteils in aller Regel die Untersuchung des

Zentralinstituts der KBV über die Praxiskosten der niedergelassenen Ärzte herangezogen. Bekanntlich ergibt sich danach, daß
in der niedergelassenen Praxis im Durchschnitt aller Facharzt-
gruppen rund 50 v. H. des Umsatzes auf die sogenannten Praxiskosten entfallen.

Bei der Harmonisierung zwischen der Bundespflegesatzverordnung
und der Gebührenordnung für Ärzte hinsichtlich der Liquidation
für ärztliche Wahlleistungen bildeten diese 50 v. H. als Praxis-
kostenanteil am Gesamtumsatz des niedergelassenen Arztes den
Ausgangspunkt für die Ermittlung dessen, was in der Gebühr für
stationär erbrachte ärztliche Wahlleistungen als Personal- und
Sachkosten enthalten sein soll. Und dies obwohl weder die Kosten-
situation im ambulanten und stationären Bereich vergleichbar ist
noch die speziellen Gebühren für üblicherweise stationär erbrachte Leistungen den Kosten solcher Leistungen gerecht werden.

Was müßte sich aus der Sicht des Krankenhauses an der gegenwärtigen Situation ändern, damit ambulante Operationen auch für
das Krankenhaus finanziell tragbar und nicht zu einer Verlust-
quelle werden?

Aus der Sicht des Krankenhausträgers ist nicht einsehbar, daß
eine Leistung, die bisher vom Krankenhaus selbst erbracht und
über den Pflegesatz direkt von ihm selbst abgerechnet wurde, nun
nur deshalb über den Chefarzt abgerechnet werden soll, weil sie
nunmehr ambulant erbracht wird.

Für das Krankenhaus ist es auch nicht einsehbar, daß es in diesen
Fällen auf die unter Kostengesichtspunkten oftmals unzureichende
Kostenerstattung seitens der Chefärzte, die auch nicht mehr als
das, was sie über die Gebühr hereinbekommen, abgeben können,
angewiesen sein soll. Für uns ist also - um es noch klarer zu
sagen - nicht einsehbar, daß in gewisser Weise der bei uns
angestellte Chefarzt unser eigener Konkurrent wird.

Der Krankenhausträger muß Wert darauf legen, daß voll die Kosten
solcher Leistungen, die nunmehr ambulant erbracht werden und
deren Gebühren oftmals nicht kostendeckend sind, erstattet
werden. Eine Erstattung, die an den Gebührenordnungen orientiert
ist, und - ich wies bereits darauf hin - dies gilt letztlich auch
für den DKG-NT, garantiert eine solche volle Kostenerstattung
nicht. Andererseits ist es natürlich auch nicht möglich, von dem
Krankenhausarzt eine Erstattung zu fordern, die er über die
Gebühr nicht erwirtschaften kann. So lange also die vom Arzt zu
liquidierenden Gebühren dies nicht hergeben, und das Krankenhaus
nicht in der Lage ist, diese Leistungen selbst kostendeckend

abzurechnen, widerspricht es dem ökonomischen Interesse des Krankenhauses, diese Leistungen ambulant durch den Chefarzt erbringen zu lassen.

Diese Konsequenz zeigt, daß die gegenwärtige Form der scharfen Trennung zwischen der ambulanten und stationären Versorgung vielfach an sich nicht gewollte - jedenfalls nicht im Sinne einer medizinisch und ökonomisch sinnvollen Versorgung - Wirkungen zeitigt.

Exkurs: § Abs. 3 und 4 sowie § 14 Abs. 2 neue GOÄ

Gestatten Sie mir zum Schluß aus aktuellem Anlaß einen Exkurs im Hinblick auf die neue Gebührenordnung für Ärzte, und hier insbesondere bezüglich der Regelungen für stationäre Wahlleistungen. Dieser Exkurs enthält - wenn er auch im engeren Sinn nicht zum Thema gehört - sicher einige für Sie als Krankenhausärzte nützliche Informationen.

Erklärtes Ziel der neuen Gebührenordnung war es im Hinblick auf in Krankenhäusern erbrachte Leistungen, die stationär oder ambulant gegenüber dem Patienten (Wahlleistungspatienten bzw. Selbstzahler) sowohl vom Krankenhaus als auch vom Krankenhausarzt abgerechnet werden, dadurch entstehende Doppelberechnungen zukünftig zu vermeiden. Dabei wurde in aller Regel übersehen, daß diese Doppelberechnung - wie ich bereits ansprach - nur in Höhe des in der Gebühr enthaltenen kalkulatorischen Ansatzes für die Personal- und Sachkosten und keineswegs in deren tatsächlicher Höhe bestand, soweit in der Gebühr überhaupt ein solcher Anteil enthalten ist. Wie hoch dieser kalkulatorische Ansatz in der Gebühr ist, können auch die Verfasser der GOÄ nicht angeben. Die 50 v. H. Praxiskosten, die das ZI ermittelt hat, können zumindest nicht auf den Teil des Gebührenverzeichnisses übertragen werden, der die üblicherweise stationär erbrachten Leistungen zum Gegenstand hat.

Um diese angebliche oder tatsächliche Doppelbelastung der Patienten zu vermeiden, wurde in § 4 der GOÄ ein Abtretungsverbot hinsichtlich der Kosten aufgenommen, die nach § 4 Abs. 3 der GOÄ mit den Gebühren abgegolten sein sollen. Hinsichtlich der ambulanten Leistungen ist dies zwischen den Beteiligten unbestritten.

Bei stationären Wahlleistungen wurde von Krankenhaus- und Ärzte-
seite aber nicht akzeptiert, daß nunmehr das Krankenhaus die ihm
entstehenden Sach- und Personalkosten nicht mehr über den Pflegesatz abrechnen können sollte.

Diese Auseinandersetzung wurde dadurch entschieden, daß in der 1.
Änderungsverordnung zur neuen GOÄ bei der Verlängerung der
Übergangsregelung nach § 14 Abs. 2 GOÄ der stationäre Bereich
ausdrücklich genannt und somit diesbezüglich klargestellt wurde,
daß diese Regelung auch für ihn gelte.

Auf die Übergangsregelung, die für den stationären Bereich zum
Ende dieses Jahres ausläuft, möchte ich hier nicht näher eingehen, da ich glaube, daß diese Regelung trotz der unterschiedlichen Auffassungen zwischen den beteiligten Verbänden und dem BMA
hinsichtlich ihrer Umsetzung für den Rest dieses Jahres keine
größeren Probleme mehr bereiten wird.

Im Zusammenhang mit der 1. Änderungsverordnung zur GOÄ '83 hatte
der Bundesrat den Bundesarbeitsminister aufgefordert, eine
Harmonisierung zwischen der GOÄ und der Bundespflegesatzverordnung vorzunehmen. Auch von Krankenhausseite war immer wieder
darauf hingewiesen worden, daß die Regelungen in der neuen GOÄ
bezüglich des stationären Bereiches im Widerspruch zu den entsprechenden Regelungen in der Bundespflegesatzverordnung stehen.

Eine Harmonisierung der beiden Verordnungen kann man entweder
durch eine entsprechende Anpassung der Bundespflegesatzverordnung
oder umgekehrt über eine Anpassung der neuen GOÄ an die Regelungen der BPflV erreichen.

In einem ersten Referenten-Entwurf Anfang April hatte das Bundesarbeitsministerium die sog. "BPflV-Lösung" vorgesehen. Danach
sollte ein bundeseinheitlicher Arztkostenabschlag in Höhe von 15
v. H. des Pflegesatzes in der Bundespflegesatzverordnung vorge-
schrieben werden. Gleichzeitig war beabsichtigt, daß von den
Selbstkosten des Krankenhauses 30 v. H. der Gesamtsumme der
Bruttoliquidationseinnahmen der Ärzte im Krankenhaus abgesetzt
werden sollten.

Aufgrund massiven Widerstands seitens der weit überwiegenden
Mehrheit der Länder und der Krankenhausträger gegen eine solche
Regelung hat der Bundesarbeitsminister nunmehr die sog. GOÄ-Lö-
sung vorgeschlagen. Ob er diese auch durchsetzen wird, ist sehr
fraglich. Nach dem nunmehr vorgelegten neuen Referenten-Entwurf
für eine Änderung der GOÄ und der BPflV soll nunmehr der Chefarzt
bei seiner Liquidation für ärztliche Wahlleistungen den von ihm

in Rechnung gestellten Betrag um - so bisher der Referenten-Entwurf - 30 v. H. mindern. Bei den Selbstkosten des Krankenhauses
entfiele dann folgerichtig eine Ausgliederung, soweit der Krankenhausträger nicht vom liquidationsberechtigten Arzt einen
sogenannten Vorteilsausgleich erhält. Ein solcher Vorteilsausgleich würde zu 70 v. H. beim Krankenhausträger verbleiben und
mit den restlichen 30 v. H. dem Pflegesatz zugute kommen. Da
diese Konstruktion von der ärztlichen Wahlleistung als einer
reinen Zusatzleistung ausgeht, entfiele in diesem Falle auch die
Voraussetzung für einen Arztkostenabschlag.

Anmerkung des Herausgebers: Am 01.01.1985 trat die zweite
Verordnung zur Änderung der Gebührenordnung für Ärzte (GOÄ)
in Kraft. In Verbindung mit der 4. Verordnung zur Änderung
der Bundespflegesatzverordnung wird darin der liquidations-
berechtigte Krankenhausarzt verpflichtet, sein Gesamthono-
rar für stationäre ärztliche Leistungen um den Sach- und
Personalkostenanteil von 15 % zu kürzen. Gleichzeitig wurde
der Pflegesatz des Wahlleistungspatienten bundeseinheitlich
um 5 % ermäßigt. Dies hat nichts an dem Problem geändert,
daß im ambulanten Bereich die Erstattung für Sach- und Personalkosten nicht kostendeckend ist.

Literatur: WEISSAUER, W.:

Zweite Verordnung zur Änderung der Gebührenordnung für
Ärzte - Problematik und Konsequenzen.
Anästh. Intensivmed. _26_, 25-29, 1985

Kassenarztrechtliche Probleme des ambulanten Operierens im Krankenhaus

H. Weigand

Erlauben Sie mir bitte eingangs den Versuch einige Begriffe zu klären, die leider immer wieder oder immer noch verwechselt werden. Vielleicht gelingt es mir damit, mögliche Mißverständnisse von vornherein auszuräumen.

Die Ärztekammern und die Kassenärztlichen Vereinigungen - beides Körperschaften des öffentlichen Rechtes - bilden zusammen mit den freien Verbänden und den wissenschaftlichen Fachgesellschaften die Selbstverwaltung unseres Berufstandes.

In meinen Ausführungen möchte ich mich im wesentlichen auf die Kassenärztlichen Vereinigungen beschränken, denn nur sie sind für die kassenarztrechtlichen Probleme für uns von unmittelbarer Bedeutung.

Dies war nicht immer so, denn als 1883 das Krankenversicherungsgesetz in Kraft trat, hatten die Krankenkassen im Rahmen der Krankenpflege eine ärztliche Behandlung lediglich zu gewähren, was immer man darunter auch verstand. Das Verhältnis zu den Ärzten war in diesem Gesetz noch nicht geregelt. Erst eine Novelle 1892 gab den Kassen das Recht, an der ärztlichen Behandlung bestimmte Ärzte teilnehmen zu lassen. Die Kassen schlossen also Verträge mit einzelnen Ärzten ab, wobei der Vertragsinhalt den unmittelbar beteiligten überlassen blieb. Diese Verträge waren lediglich der Aufsichtsbehörde mitzuteilen.

Die weitere Entwicklung sei nur kurz gestreift:
Im Laufe der folgenden Jahrzehnte begannen sich die Ärzte zu Verbänden zusammenzuschließen. Anstelle der Einzelverträge traten Kollektivverträge zwischen den Kassen und den Ärzteverbänden. In gleichem Maße verlagerte sich das Vertragsrecht vom Privatrecht in das öffentliche Recht. Ihren vorläufigen Abschluß fand diese Entwicklung im Kassenarztgesetz von 1955. In diesem wurde die Zusammenarbeit zwischen den Krankenkassen einerseits und den Kassenärztlichen Vereinigungen andererseits neu geregelt. Nach der Reichsversicherungsordnung richtet sich der Anspruch des Versicherten unmittelbar gegen die Krankenkassen. Dagegen haben die Kassenärztlichen Vereinigungen die kassenärztliche Versorgung unter Beachtung einer ausreichenden, zweckmäßigen und wirtschaftlichen Behandlungsweise sicherzustellen.

Die Kassenärztlichen Vereinigungen vertreten also alle an der kassenärztlichen bzw. vertragsärztlichen Versorgung mitwirkenden Ärzte. Sie sind auf Länderebene gebildet und weitgehend selbständig. Ihre wesentliche Aufgabe ist:
- Die Sicherstellung einer bedarfsgerechten ambulanten Versorgung der sozialversicherten Bevölkerung,
- der Abschluß von Verträgen mit den Krankenversicherungsträgern auf Länderebene über die Durchführung und Vergütung der kassenärztlichen bzw. vertragsärztlichen Versorgung

- die Wahrnehmung der wirtschaftlichen Interessen der
  Kassenärzte,
- der Abschluß von Verträgen mit anderen Ärzten, z.B. mit
  Krankenhausärzten zur Beteiligung oder Ermächtigung, soweit
  es zur Sicherstellung der kassenärztlichen bzw. vertragsärztlichen Versorgung erforderlich ist ,
- die Überwachung der Einhaltung der Pflicht, die den an der
  kassenärztlichen bzw. vertragsärztlichen Versorgung teil-
  nehmenden Ärzten obliegt und
- die Mitwirkung in den Zulassungs-, Schieds- und Prüfungsin-
  stanzen der gemeinsamen Selbstverwaltung.

Aus Vertretern der Kassenärztlichen Landesvereinigungen wird
die Kassenärztliche Bundesvereinigung gebildet. Ihre Aufgaben
bestehen z.B.:
- im Abschluß von Mantelverträgen mit den Bundesverbänden der
  Krankenkassen für die verträgliche Gestaltung der kassenärztlichen Versorgung durch die Kassenärztlichen Vereinigungen und den Bundesverbänden der Krankenkassen und
- im Abschluß von Verträgen mit anderen Dienstleistungsträ-
  gern (Ersatzkassen, Bundesknappschaft, den Krankenversor-
  gungen der Bundesbahn und der Bundespost und der Bundeswehr)
  über die vertragsärztliche Versorgung der Versicherten.

Innerhalb dieses Aufgabenbereiches besitzt die Kassenärztliche
Bundesvereinigung ebenfalls legislative Gewalt.

Wenn man grob schematisieren wollte könnte man sagen, daß die
Aufgaben der Kassenärztlichen Vereinigung hauptsächlich im
wirtschaftlichen, die der Ärztekammern hingegen vorwiegend im
standespolitischen Bereich liegen. Realiter kommt es jedoch zu
Überschneidungen dieser Bereiche oder zu gegenseitigen Beein-
flussungen, weil die Kassenärztlichen Vereinigung immer wieder
mehr oder weniger direkt auch standespolitische Probleme be-
rühren, während die Ärztekammern sich auch mit wirtschaftlichen
Fragen befassen, z.B. der GOÄ, den Abschlüssen von Honorarver-
trägen mit der Bundeswehr, dem Zivilen Ersatzdienst oder der
freien Heilfürsorge für Polizeivollzugsbeamte. Ein anderes
typisches Beispiel ist das Problem der Erbringung fachfremder
Leistungen - eine Kompetenz der Ärztekammern - und die Honorierung solcher Leistungen - eine Kompetenz der Kassenärztlichen Vereinigungen.

Wie ist es nun dazu gekommen, daß auch für unser Fachgebiet -
dessen Tätigkeit sich ja lange Zeit vornehmlich auf den stationären Bereich konzentrierte - kassenarztrechtliche Fragen relevant wurden?

Als die Anaesthesie in den 5oiger und 6oiger Jahren medizinisch
zunehmend "gesellschaftsfähig" wurde, kam es zu ersten Kontak-
ten mit den Kassenärztlichen Vereinigungen. Letztere konnten
aufgrund ihres Sicherungsstellungsauftrages dieses immer mehr
an Bedeutung gewinnende Fachgebiet nicht länger ignorieren,wenn
sie eine bedarfsgerechte anaesthesiologische Versorgung der

sozialversicherten Bevölkerung auch im ambulanten Bereich gewährleisten wollten.

Mitte der 6oiger Jahre kam es daher zu ersten Empfehlungsvereinbarungen, die sich aber zunächst nur auf Ermächtigungsverträge mit Krankenhausanaesthesisten zur Behandlung von Beleg-Patienten - also im stationären Bereich - beschränkten.

Erst nach jahrelangen Bemühungen des Berufsverbandes kam es 1972 zu einer Novellierung dieser Empfehlungsvereinbarungen, durch die den Anaesthesisten u.a. nun auch die kassenärztliche Versorgung der ambulanten Patienten nicht nur im Krankenhaus, sondern auch als frei niedergelassene Ärzte zugestanden wurde.

Für das ambulante Operieren an den Universitätskliniken war dieses Problem z.B. im Rahmen der Poliklinik-Verträge noch relativ einfach zu lösen. Weit schwieriger gesteltete sich jedoch eine solche Lösung für die übrigen Krankenhäuser, da hier die Ärzte eine zusätzliche ambulante kassenärztliche Tätigkeit nur dann ausüben dürfen, wenn sie hierfür beteiligt oder ermächtigt wurden. Diese Beteiligungen oder Ermächtigungen bedurften aber in jedem Einzelfall der Zustimmung durch die gesetzlichen Krankenversicherungen, die ja letztlich die Kosten zu tragen hatten.

Es ist fraglich, ob der Berufsverband diese Erfolge hätte erringen können, wenn er sich nicht über die ganzen Jahre hinweg auf hervorragende juristische Hilfe hätte stützen können. Hier muß in erster Linie und auch stellvertretend für andere der Name Walter Weißauer genannt werden.

Die Teilnahme der Anaesthesisten an der kassenärztlichen Versorgung der sozialversicherten Bevölkerung hatte damit - wie rückblickend festgestellt werden muß - zumindest vertraglich gesehen - einen Höhepunkt erreicht. In wirtschaftlicher Hinsicht bestanden jedoch noch erhebliche Mängel. Viele der zur Durchführung einer optimalen anaesthesiologischen Versorgung notwendigen Leistungen waren in den Gebührenordnungen der gesetzlichen Krankenversicherungen überhaupt nicht erfaßt oder nach den Honorarbestimmungen nicht abrechenbar, andere Leistungen erheblich unterbewertet.

Nur in mühsamen, lange Jahre andauernden Verhandlungen gelang es dem Berufsverband oder auch einzelnen Vertretern unseres Fachgebietes auf Bundesebene bzw. Länderebene, in den entsprechenden Gremien der Kassenärztlichen Vereinigungen Verbesserungen zu erzielen. Neue Gebührenordnungsziffern wurden eingeführt, andere aufgewertet, entweder direkt durch eine höhere Honorarbemessung oder indirekt z.B. durch die Einführung von Zeitfaktoren; ebenso wurden vereinzelte Abrechnungsbestimmungen modifiziert.
Diese Verbesserungen galten für die Ersatzkassen bundeseinheitlich, während sie bei den RVO-Kassen auf Länderebene in den Honorarverteilungsmaßstäben zum Tragen kamen, und hier in recht unterschiedlichem Maße. Häufig waren Verbesserungen nur durch Gerichtsentscheide zu erzielen.

Als sich die wirtschaftliche Situation in unserem Lande ver-
schlechterte, bei gleichzeitig unvermindertem Anstieg der
Kosten im Gesundheitswesen, nahmen diese kassenarztrechtlichen-
aber auch die standespolitischen - Probleme besorgniserregende
Dimensionen an. Die Entwicklung und das Ausmaß dieser Probleme
läßt sich besonders gut an unserem Fachgebiet demonstrieren:

In den Jahren, in denen die Mittel noch unbegrenzt zur Verfügung standen und auch die Krankenkassen - das sollte nicht ver-
gessen werden - ihr Leistungsangebote gegenüber den Versicherten fast ohne Einschränkung erweiterten, wurden die Anaesthesisten nicht nur von den privaten, sondern auch von den gesetzlichen Krankenversicherungen mit größtem Wohlwollen behandelt.
Honorarabrechnungen wurden z.B., wenn überhaupt, so nur mit
größter Nachsicht geprüft - Beanstandungen kamen so gut wie
nicht vor. Ähnliches galt für die Abrechnung fachfremder Leistungen, deren Honorierung eigentlich nicht zur Debatte stand,
oder nur dann, wenn z.B. Doppeluntersuchungen mit dem besten
Willen nicht mehr zu übersehen waren. Mitgespielt hat hier zweifellos auch der Mangel an Anaesthesisten.

Die zunehmenden wirtschaftlichen Schwierigkeiten veranlaßten
jedoch die Kassen, nun auch die Leistungen der Anaesthesisten
genaueren Prüfungen zu unterziehen. Obwohl die Mehrzahl der
Kollegen lege artis und maßvoll liquidierten, fiel das Ergebnis
nicht günstig aus, denn eine - wenn auch geringe - Anzahl unserer Kollegen präsentierte ihren Patienten oder den gesetzlichen
Krankenkassen Rechnungen in Höhen, die zumindest "politisch"
nicht mehr vertretbar waren und in Einzelfällen bundesweites
Aufsehen erregten. Von den Massenmedien wurde dies nur allzu
bereitwillig aufgenommen und mit den entsprechenden Kommentaren
der Öffentlichkeit zur Kenntnis gebracht.
Darüberhinaus wurden nicht selten Leistungen abgerechnet, die
nach den Abrechnungsbestimmungen überhaupt nicht hätten abgerechnet werden dürfen. Im Gegensatz hierzu gab es eine andere -
ebenfalls relativ kleine - Gruppe von Kollegen, die, vermutlich
in Unkenntnis der Abrechnungsbestimmungen, viele erbrachte Leistungen überhaupt nicht abrechneten und mit ihrem Honorarvolu-
men oder den Falldurchschnitten - das sind die durchschnittlichen Arztkosten pro Patient - extrem niedrig lagen.

Auch das Verhalten dieser beiden Gruppen war mit die Ursache
für vermehrte Prüfungen und Beanstandungen. Das ursprüngliche
Wahlwollen der Kassen schlug vielerorts in ein ausgesprochenes
Mißtrauen um. Zunehmend von Bedeutung wurde auch die Frage der
fachfremden ärztlichen Leistungen. Da hier auch wirtschaftliche
Gesichtspunkte eine Rolle spielten, wurden sie seitens der
Kassenärztlichen Vereinigungen - nicht ohne Unterstützung durch
die Bundesärztekammeren - zunehmend restriktiver beurteilt.

Hiervon war gerade unser Fachgebiet besonders betroffen, da der
Aufgabenbereich der modernen Anaesthesiologie einen nicht uner-
heblichen Teil von Leistungen umfaßt, die auch für andere Fachgebiete typisch sind. Ob sich diese restriktive Haltung nicht
auch deswegen verstärkte, weil einzelne Anaesthesisten im Elan
der Entwicklung zum Teil weit über die Grenzen ihres Aufgabenbereiches hinausgingen, mag dahingestellt bleiben.

Höhepunkt der rückläufigen Entwicklung war zweifelos die Kündigung der Ermächtigungsverträge durch die Kassenärztlichen Vereinigungen für die Behandlung im stationären Bereich - in ersten Linie ausgelöst durch den massiven Druck der gesetzlichen Krankenversicherungen. In einigen Bundesländern wurden diese Ermächtigungsverträge ersatzlos gestrichen, in anderen durch Ablösungsvereinbarungen ersetzt. Nur in wenigen Bundesländern finden z.T. noch "Rückzugsgefechte" statt, die diese Entwicklung vermutlich aber nicht aufhalten werden.

Unverändert ist dagegen die derzeitige Situation bei Anaesthesien und Operationen, die ambulant in einem Krankenhaus oder in der freien Praxis durchgeführt werden. Hier kann der entsprechend beteiligte oder ermächtigte bzw. niedergelassene Anaesthesist nach wie vor Leistungen im Rahmen seines Fachgebietes erbringen und auch abrechnen.

Die jüngste Entwicklung, von den Kassenärztlichen Vereinigungen unter dem Motto "so viel ambulant wie möglich, so viel stationär wie nötig" propagiert, scheint auch die Zustimmung der gesetzlichen Krankenversicherungen zu finden. Dies könnte für die anaesthesiologische Tätigkeit zumindest im ambulanten Bereich ein Silberstreifen am Horizont bedeuten, sieht man von den leider immer noch nicht optimal gelösten Abrechnungs- und Honorarfragen ab.

Meine sehr geehrten Damen und Herren, was kann getan werden, um den rückläufigen Entwicklungen für unser Fachgebiet Einhalt zu gebieten und den sich abzeichnenden positiven Entwicklungen größere Bedeutung zu verleihen?

Die Versuchung ist groß, ein möglichst breites Spektrum ärztlicher Leistungen für den Aufgabenbereich der ambulant tätigen Anaesthesisten - sei es im Krankenhaus oder in der freien Praxis zu fordern. Wir sollten uns jedoch darüber im Klaren sein, daß der Umfang der von unserem Fachgebiet zu erbringenden Leistungen durch den Inhalt der Weiterbildungsordnung bestimmt und abgegrenzt wird. Dieser Inhalt läßt sich aber nicht ad libitum erweitern, weil hierfür nicht nur entsprechende Kapazitäten an Weiterbildungsstätten fehlen, sondern auch die Weiterbildungszeit nicht ausreichen dürfte. Darüberhinaus würden wir durch überzogene Forderungen - potenziert durch die wirtschaftlichen Gegebenheiten - mit Sicherheit auch auf den erbitterten Widerstand anderer Fachgebiete stoßen.

Hier, wie auch in kassenarztrechtlicher Hinsicht werden diese Probleme mit der gleichen Vorsicht und Geduld angegangen werden müssen. Allein die Tatsache, daß es in den vergangenen Jahren nur unter den allergrößten Mühen gelungen ist, die Einführung wenigstens einiger neuer Gebührenordnungspositionen sowie die Verbesserung der Bewertung einiger anderer Leistungen für unser Fachgebiet schlechthin zu erreichen, sollte uns warnen, übertriebene Hoffnungen zu hegen.

Ich möchte Sie außerdem daran erinnern, daß die Teilnahme an der kassenärztlichen Versorgung vertragsrechtlich eine ausreichende, zweckmäßige und wirtschaftliche Behandlungsweise beinhaltet,

Forderungen nach einer medizinischen Maximalversorgung werden schon alleine deshalb zwangsläufig an diesen Kautelen immer wieder scheitern müssen.

Für die Zukunft ist sogar zu befürchten, daß sich selbst Forderungen nach einer optimalen Versorgung - mögen sie noch so sehr mit sachlichen Argumenten untermauert werden - aufgrund der derzeitigen wirtschaftspolitischen Situation nicht mehr realisieren lassen werden.

Meine sehr geehrten Damen und Herren, ich habe den Versuch gemacht, die kassenarztrechtlichen Probleme - soweit sie unser Fachgebiet im Allgemeinen und unsere Tätigkeit im ambulanten Bereich im Besonderen betreffen - zu skizzieren. Der kurze Ausflug in die geschichtliche Entwicklung erschien mir zum besseren Verständnis ebenso von Bedeutung, wie die Schilderung der jetzigen Situation und der Hinweis auf die mögliche zukünftige Entwicklung.

Frage: Wodurch sind die Kosten für das notwendige anaesthesiologische Pflegepersonal bei der ambulanten Versorgung gedeckt? (Wer trägt die Kosten?)

Antwort: Die Kosten für das notwendige anaesthesiologische Pflegepersonal sind in den "Praxis-Vorhaltekosten" und somit im Honorar enthalten.

Frage: Wie muß die Sachkostenabrechnung bei selbstzahlenden Patienten erfolgen?

Antwort: Die Sachkosten bei ambulant behandelten, selbstzahlenden Patienten setzen sich zusammen aus den

1. Allgemeinen Unkosten (Praxis-Vorhaltekosten)
   z. B. Kosten für nichtärztliches Hilfspersonal (Schwestern), Raumkosten, Stromkosten u. a.

Diese allgemeinen Unkosten sind in den Gebühren der jeweiligen GOÄ-Nummer enthalten. Sie errechnen sich nach DKGNT Spalte 5.

2. Besondere Unkosten
   Diese umfassen z. B. Einmalspritzen, Verbände o. a., sie sind nach DKGNT Spalte 4 zu ermitteln. Unkosten für Medikamente (GOÄ § 10: Sie brauchen bis zu einem Betrag von DM 50,-- nur pauschal angegeben zu werden. Wird dieser Betrag überstiegen, so sind diese Gebühren zu spezifizieren.

Was dem Pat. in Rechnung zu stellen ist bzw. an das Krankenhaus abzuführen ist, sei in folgender Beispiel-Rechnung dargestellt:

Für ärztliche Leistungen vom ....3.1.... 19.84.. bis ....- ...... 19....
erlaube ich mit DM ....167,44............ zu berechnen.
Narkose bei Incision li. Ellenbogen wegen Bursitis, ambul.
....

Spezifikation nach der Gebührenordnung für Ärzte (GOÄ)

Datum	Gebüh- ren- nummer	Steige- rungs- satz nach GOÄ	Begründung	Verein- barte (r) Satz/ Pau- schale	Betrag DM	Sachkosten- abzug/ Kranken- haus DM
3.1.	1	2,3			16,56	1,80
	460				92,92	9,60
	281				24,38	3,50
					133,86	14,90
	Medikamente				33,58	33,58
					167,44	48,48
					======	=====

Von dem Gesamt-Betrag von 167,44 sind demnach an das Krankenhaus abzuführen einmal

a) die allgemeinen Unkosten = DM 14,90 sowie
b) die Unkosten nach GOÄ § 10 (Medikamente) = DM 33,58
   insgesamt also DM 48,48.

Vom Honorar für die ärztliche Leistungen (= DM 133,86) verbleiben dem Arzt in diesem Falle noch DM 118,96.

Frage: Unter welchen Umständen sind ambulante anaesthesiologische Leistungen mit den Kassen abrechenbar, wenn sie von Ober-
ärzten oder Assistenzärzten erbracht werden?

Antwort: Die Voraussetzungen für die Abrechenbarkeit ambulanter anaesthesiologischer Leistungen sind ganz generell:

a) für Krankenhausärzte: die Ermächtigung
b) für niedergelassene Ärzte: die Zulassung
c) für jeden Arzt: der Notfall

Die Leistungserbringung ist an die Person des ermächtigten
bzw. zugelassenen Arztes gebunden. Diese Ärzte können sich je-
doch vorübergehend durch nicht ermächtigte bzw. zugelassene
Ärzte (z. B. im Urlaub oder bei Krankheit) vertreten lassen.
Bei regelmäßigen und länger dauernden Vertretungen ist eine
Assistentengenehmigung durch die jeweilige Kassenärztliche
Vereinigung erforderlich.

Sachverzeichnis

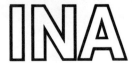

Intensivmedizin
Notfallmedizin
Anästhesiologie

Herausgegeben von P. Lawin, V. v. Loewenich,
H.-P. Schuster, H. Stoeckel, V. Zumtobel

Band 50

Alternative Methoden der Anästhesie

Minimal-Flow-Anästhesie. Periduralanästhesie mit Vollnarkose

Herausgegeben von P. Lawin, H. Van Aken, U. Schneider; Münster

1985. 124 Seiten, 41 Abbildungen, 12 Tabellen, kartoniert DM 48,–

Band 49

Hämodilution und Autotransfusion in der perioperativen Phase

Herausgegeben von P. Lawin und D. Paravicini, Münster

1984. 136 Seiten, 74 Abbildungen, 20 Tabellen, kartoniert DM 50,–

Band 48

Maschinelle Beatmung gestern – heute – morgen

Symposium in Münster

Herausgegeben von P. Lawin, Münster; K. Peter, München; R. Scherer, Münster

1984. 376 Seiten, 159 Abbildungen, 40 Tabellen, kartoniert DM 78,–

Band 47

Pädiatrische Intensivmedizin VI

Symposium in Bonn

Herausgegeben von S. Kowalewski, Bonn

1984. 285 Seiten, 155 Abbildungen, 67 Tabellen, kartoniert DM 68,–

Band 46

Hämodynamik in der perioperativen Phase

Symposium in Münster

Herausgegeben von P. Lawin und H. Van Aken, Münster

1983. 179 Seiten, 80 Abbildungen, 20 Tabellen, kartoniert DM 50,–

Preisänderungen vorbehalten

Georg Thieme Verlag Stuttgart · New York